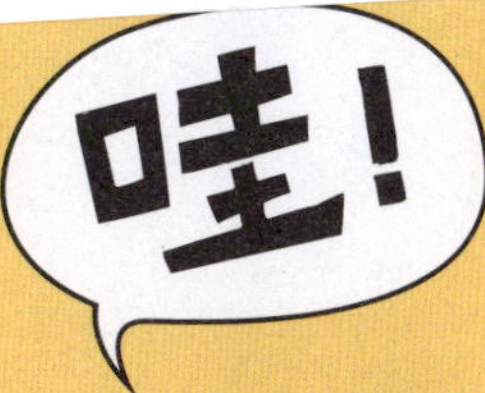

神奇的中草药

花花草草本领大

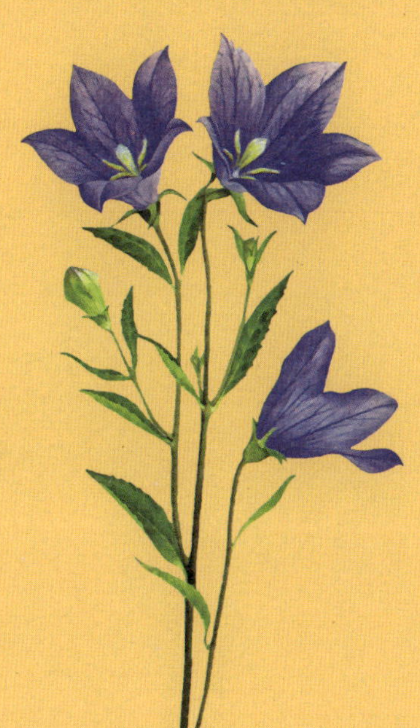

张健◎主编
介于◎绘

江苏凤凰科学技术出版社·南京

图书在版编目（CIP）数据

哇！神奇的中草药：花花草草本领大 / 张健主编；介于绘. -- 南京：江苏凤凰科学技术出版社, 2025.9

ISBN 978-7-5713-4399-6

Ⅰ. ①哇… Ⅱ. ①张… ②介… Ⅲ. ①中草药—青少年读物 Ⅳ. ①R28-49

中国国家版本馆CIP数据核字(2024)第107441号

哇！神奇的中草药 花花草草本领大

主　　编	张　健
绘　　者	介　于
责任编辑	汤景清
责任设计	蒋佳佳
责任校对	罗章莉
责任监制	方　晨
出版发行	江苏凤凰科学技术出版社
出版社地址	南京市湖南路1号A楼，邮编：210009
编读信箱	fhhzbook@163.com
出版社网址	http://www.pspress.cn
印　　刷	文畅阁印刷有限公司
开　　本	718 mm × 1 000 mm　1/16
印　　张	4.5
字　　数	60 000
版　　次	2025年9月第1版
印　　次	2025年9月第1次印刷
标准书号	ISBN 978-7-5713-4399-6
定　　价	35.00元

图书如有印装质量问题，可随时向我社印务部调换。联系电话：（010）64825211。

前言

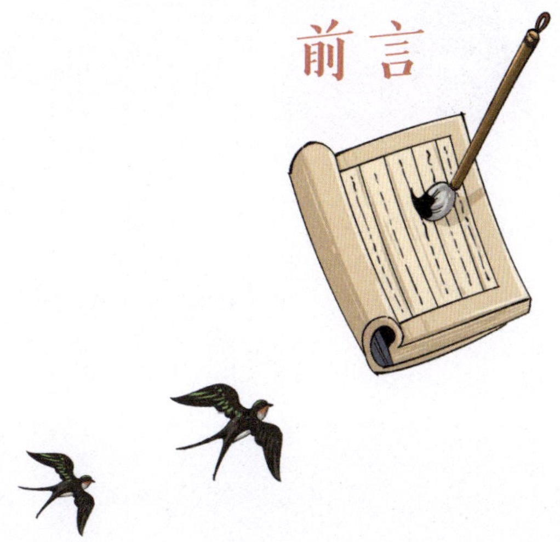

在美丽富饶的中华大地上，生长着无数神奇的植物，它们是世界医药宝库中璀璨夺目的瑰宝。无论是在高山峻岭、坡地平原、田间地头还是溪流之畔，这一草一木、一花一树都曾被我们的祖先用来治疗疾病，为中华民族的繁衍昌盛做出了不可磨灭的贡献。

每一种草药背后都可能隐藏着一段感人至深的故事、一个引人入胜的传说、一则寓意深远的神话。我从小就跟随父亲学习中医，他学识广博，常在闲暇之余，给我讲一些关于中草药的传奇故事，这些故事构思巧妙，新奇有趣，让人惊叹不已，难以忘怀。

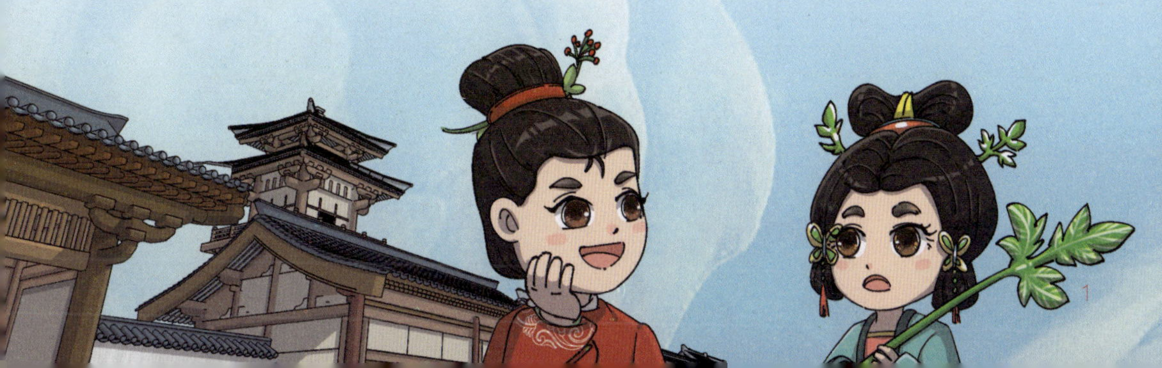

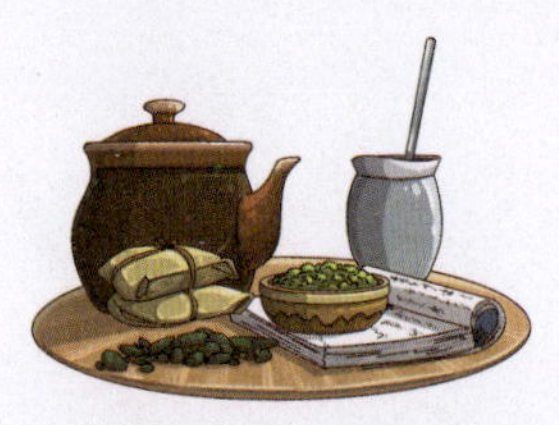

这是一本写给孩子们的中草药科普图书。本书以中医典籍《本草纲目》为蓝本，收集了众多神奇且常见的中草药，从孩子们的认知水平和理解能力出发，分别介绍了它们的产地分布、采集加工、形态特征，以及药用功效，并附有精美的图片。同时，还讲述了与其相关的传说和故事，这些故事取材广博，亦庄亦谐，妙趣横生，孩子们从中不仅可以了解中草药的相关知识，还能在阅读中领略成长的智慧。

我们积极提倡让孩子们从小开始接触中国传统文化、中医药文化常识，而认识和了解中草药就是对中医文化的启蒙，同时也可以让孩子们从中了解植物的特性，亲近大自然。

了解中医文化，就从本书开始！

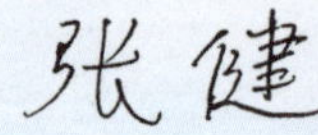

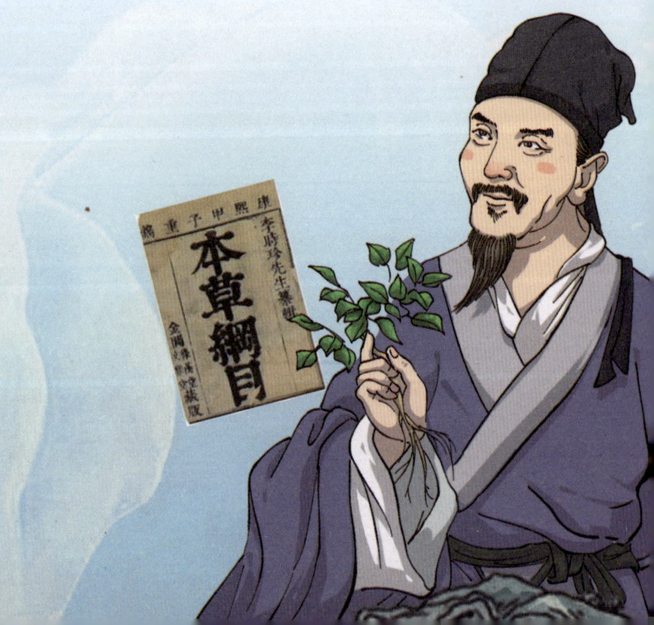

目录 Contents

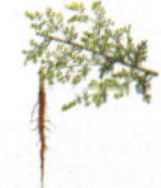

01 黄花蒿 抗疟疾的“神药”

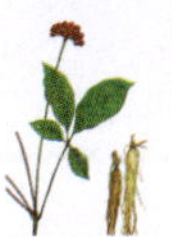

03 人参 关键时刻的救命药

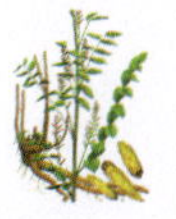

05 甘草 “药中国老”调和百药

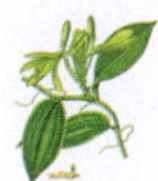

07 黄精 血气双补之王

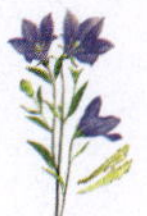

09 桔梗 清喉利咽的“包袱花”

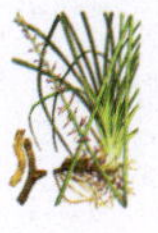

11 知母 滋阴润燥的地参

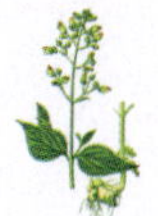

13 玄参 清热凉血的黑参

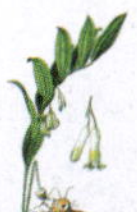

15 玉竹 养阴润燥的玉参

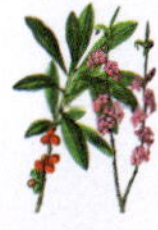

17 芫花 祛痰止咳的“美人花”

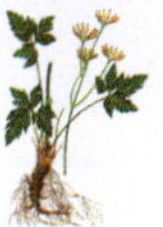

19 黄连 泻火解毒的第一苦药

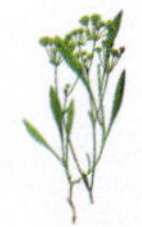

21 柴胡 疏散退热的“细柴”

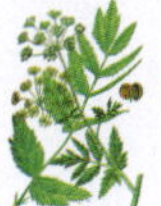

23 防风 可“挡风”的感冒药

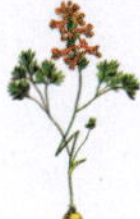

25 延胡索 强力止疼的特效药

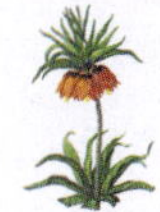

27 贝母 化痰止咳第一药

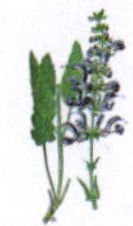

29 丹参 血液垃圾的“清洁工”

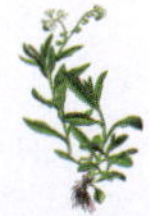

31 紫草 治疗烧烫伤的“神器”

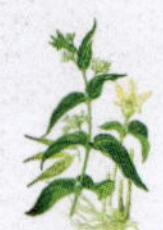
33 / 白前
消痰止咳找白前

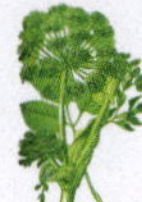
35 / 当归
补血的妇科圣药

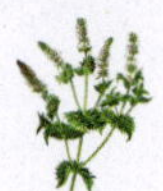
37 / 香薷
夏日解暑良药蜜蜂草

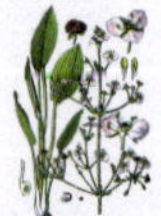
39 / 泽泻
利水渗湿的第一良品

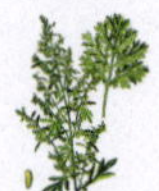
41 / 艾叶
能灸百病的医家之草

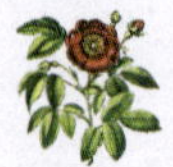
43 / 赤芍
才貌双全的良药

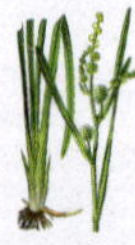
45 / 三棱
无“坚”不摧的将军药

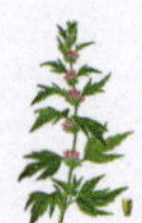
47 / 益母草
活血调经的妈妈草

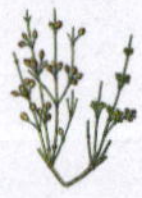
49 / 麻黄
发汗解表的麻烦草

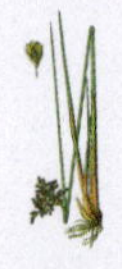
51 / 灯心草
烛芯也能清心降火

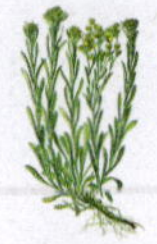
53 / 鼠曲草
清热解毒的清明菜

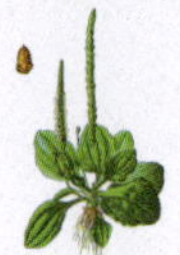
55 / 车前草
祛湿利尿的路边草

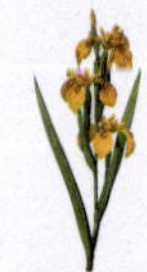
57 / 石菖蒲
防疫驱邪的灵草

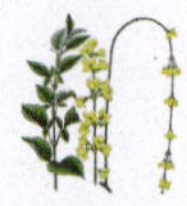
59 / 连翘
疮家的“圣药”

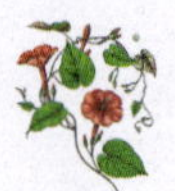
61 / 牵牛子
不可小瞧的杀虫药

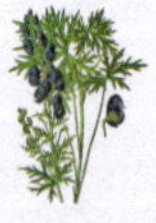
63 / 乌头
最毒的止痛良药

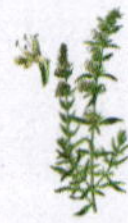
65 / 薄荷
提神醒脑的良药

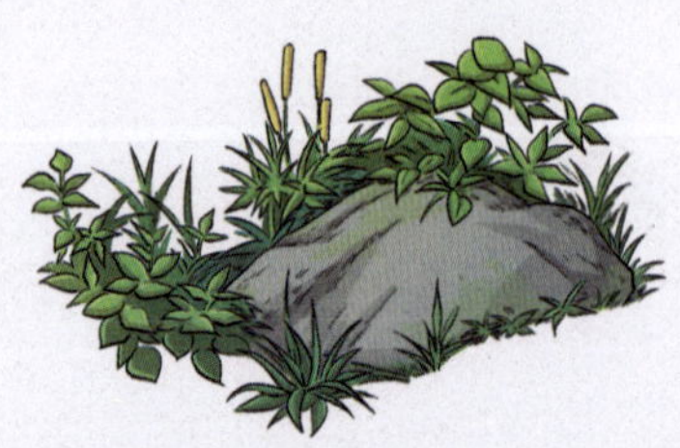

huáng huā hāo

黄花蒿

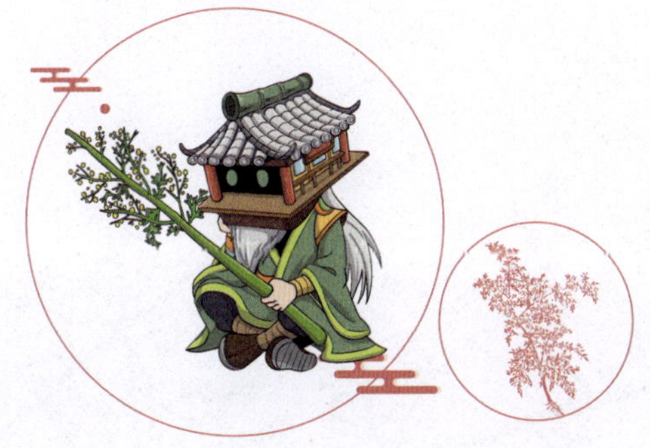

黄花蒿的身影遍及全国，主要生长在路旁、荒地、山坡等地方，喜欢温暖、光照充足的环境，抗旱能力强。黄花蒿有极高的药用价值，全草可入药。

20世纪60年代，疟疾肆虐全球，传统药物很难抑制。1969年，屠呦呦临危受命，加入抗疟药物研究项目。她带领团队系统整理中医药典籍，走访民间医生。在翻阅东晋葛洪《肘后备急方》时，一句“青蒿一握，以水二升渍，绞取汁，尽服之”给了她关键启示。现在我们用于提取青蒿素的植物是黄花蒿。屠呦呦带领的团队经过191次实验失败，终于在1972年成功提取出青蒿素。青蒿素以其高效、低毒的特点，成为治疗疟疾的首选药物。据世界卫生组织统计，青蒿素类药物已在全球挽救了数百万人的生命。

2015年，屠呦呦成为首位获得诺贝尔科学奖项的中国本土科学家。她的获奖不仅是对个人科研成就的肯定，更是对中医药价值的国际认可。屠呦呦用毕生精力诠释了“医者仁心”，她的故事激励着无数科研工作者为人类健康事业不懈奋斗。

产地分布：全国各地均有分布。

采集加工：夏季或秋季采割。在花将开时采割，先去除老茎，再干燥后切段。可生用。

花朵

主要入药部位。黄花蒿的花朵形状为球状，像一个个风铃一样挂满枝头，有明目开胃、清透虚热、凉血除蒸的功效。

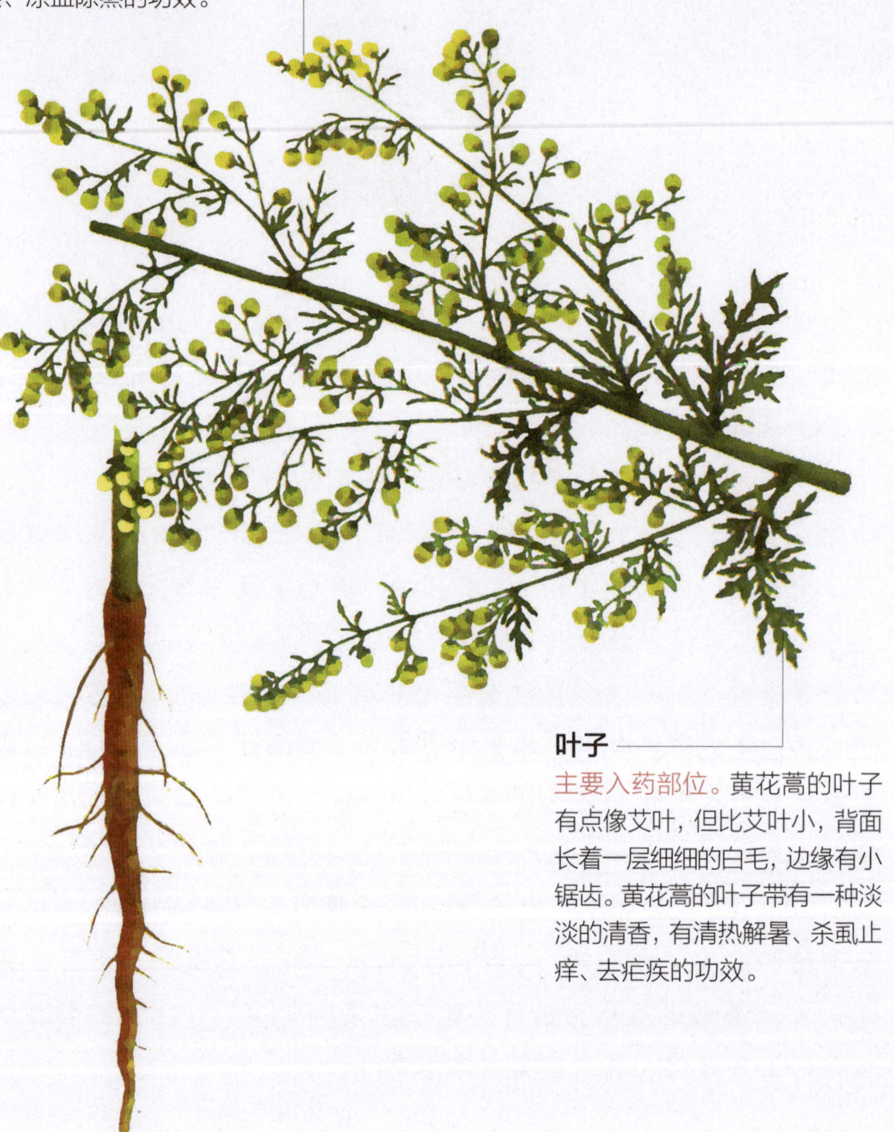

叶子

主要入药部位。黄花蒿的叶子有点像艾叶，但比艾叶小，背面长着一层细细的白毛，边缘有小锯齿。黄花蒿的叶子带有一种淡淡的清香，有清热解暑、杀虱止痒、去疟疾的功效。

rén shēn
人参

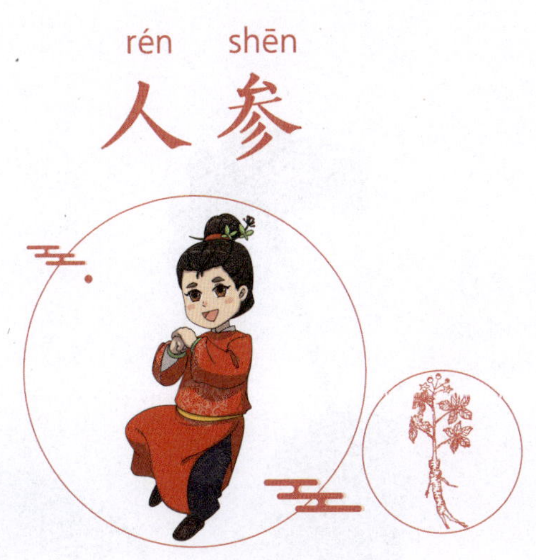

人们常说东北有三宝：人参、貂皮、乌拉草。人参是三宝之首，能补气血、生津液，是一味名贵的中药材。

在东北的长白山地区，千百年来流传着一个关于人参的美丽传说。很久以前，这里住着一个人参姑娘和她的一群弟弟，他们过着无忧无虑的生活。有一年春天，一伙挖参人来到这里，准备将人参挖走卖成钱。人参姑娘和弟弟们非常害怕，整日东躲西藏，生怕被人发现。不幸的是，人参姑娘最终还是被抓住了，弟弟们找不到姐姐，急得直哭。于是他们找到挖参人，请求挖参人把人参姑娘放回来。挖参人觉得人参们实在太可怜了，但自己已经将人参姑娘卖给了一位财主，就差送过去呢。于是弟弟们就交给挖参人一根骨钎子，用这个在人参姑娘的头上扎两个小眼，到财主家后，人参姑娘就能自己跑回长白山了。果然，当财主正向其他人炫耀人参姑娘时，银盘子中的人参姑娘突然开始旋转，转着转着升起一缕白烟，刹那间就消失不见了。

人参姑娘回到长白山后，也教给了弟弟们这项技能。从此，好心人很容易见到人参，但坏蛋费尽心机也找不到人参了。

产地分布：主产地为辽宁、吉林、黑龙江等地。生长在野外的叫作“山参”，人工种植的叫作“园参”。

采集加工：秋季采挖。将根挖出后，去除泥土和茎叶。可鲜用或晒干后用。

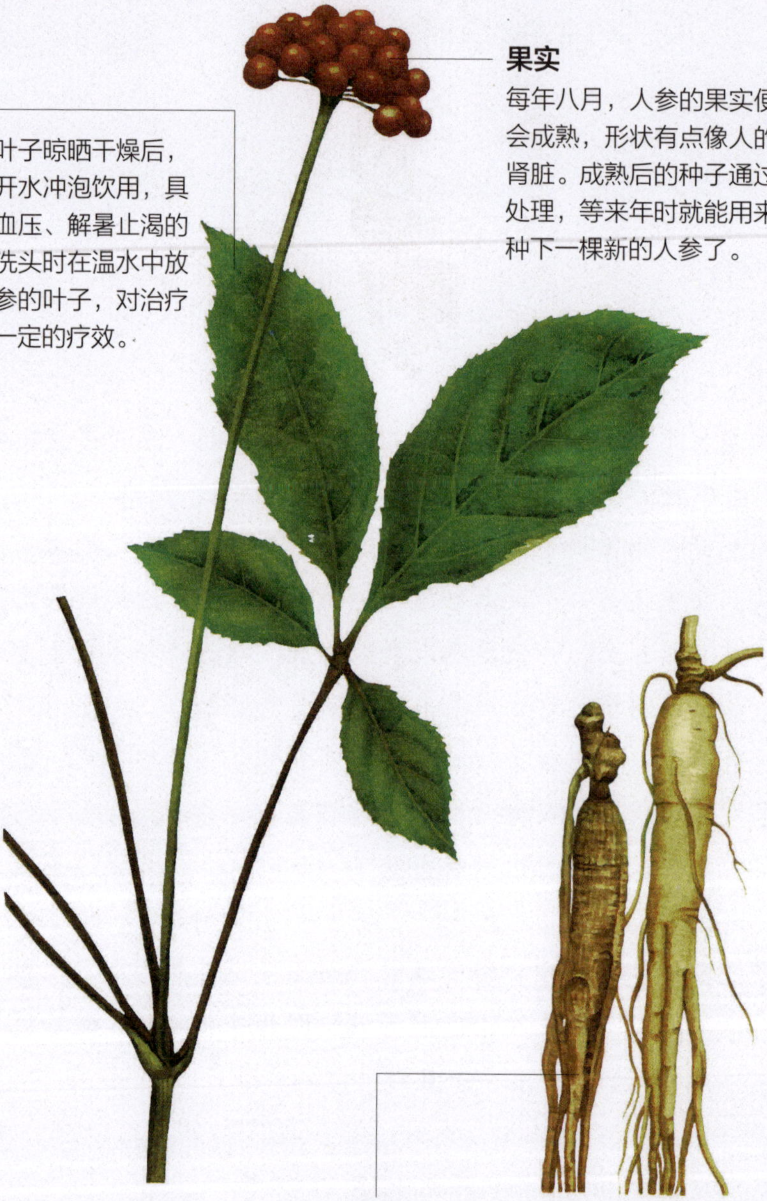

果实

每年八月，人参的果实便会成熟，形状有点像人的肾脏。成熟后的种子通过处理，等来年时就能用来种下一棵新的人参了。

叶子

人参的叶子晾晒干燥后，可以用开水冲泡饮用，具有稳定血压、解暑止渴的功效。洗头时在温水中放几片人参的叶子，对治疗脱发有一定的疗效。

根部

主要入药部位。人参的根比较粗壮，常常会分出一些小的分叉。可以大补元气，治疗虚劳。但在食用人参时，最好在医生的指导下进行。

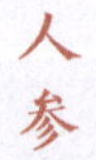

gān cǎo
甘草

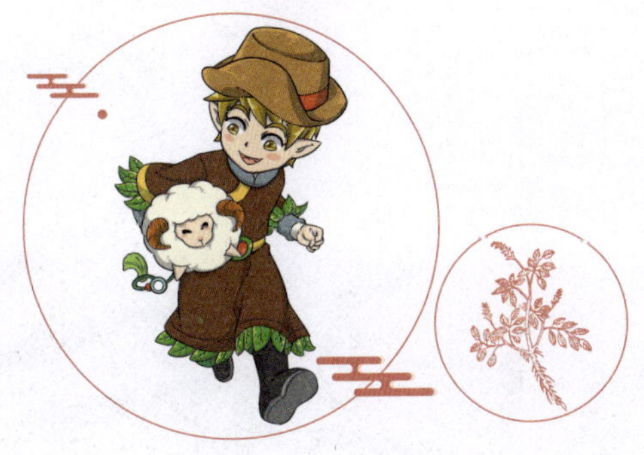

在我国西北干旱的荒漠、草原上生长着一种叫作“甘草”的植物，这种植物的根味道甜甜的，有清热解毒、祛痰止咳的功效。甘草是中医处方中使用广泛的一味药材，被誉为“药中国老”。

甘草的用途这么广，那么它是如何被发现的呢？据说西汉时期，在一个山村里有位郎中。一天，郎中外出治病，不巧这时家里来了很多求医的病人。于是郎中的妻子便暗自琢磨：丈夫替人看病，不就是用那些草药嘛。她忽然想起厨房灶前有一大堆草棍子，于是拿起一根咬了一口，顿时觉得甘甜怡口，便把这些草棍子切成厚片，分发给了那些来看病的人，人们纷纷拿药致谢而去。

过了几天，这些看过病的人都拎着礼物来答谢郎中，说吃了他妻子给的草药，病马上就好了。郎中经过询问才发现，妻子给病人的这种草药在治疗咽喉疼痛、中毒肿胀上有奇效。因为这种草药味道甘甜，郎中便把它称作“甘草”，该名字一直沿用至今。

（本故事情节请勿模仿）

产地分布：主产地为内蒙古、新疆、甘肃等地。

采集加工：秋季采挖。将根挖出后，去除芦头、茎基、须根和泥土，截成适当长短，晒至半干，最后打成小捆晒至全干。可切片生用或蜜炙用（中药的一种加工方式，指把蜂蜜和药材放一起用火炒制，这种加工方式能增强药材的药性，更容易被人体吸收和利用）。

花朵

甘草的花由数十朵小花排列组成，看起来非常漂亮，能改善人体内的血液循环，消除瘀血和瘀滞，还具有解毒的功效。

叶子

甘草的叶子有点像槐树叶，有补脾益气的功效。将甘草的叶子研末或捣烂敷在伤口处，有助于止血。

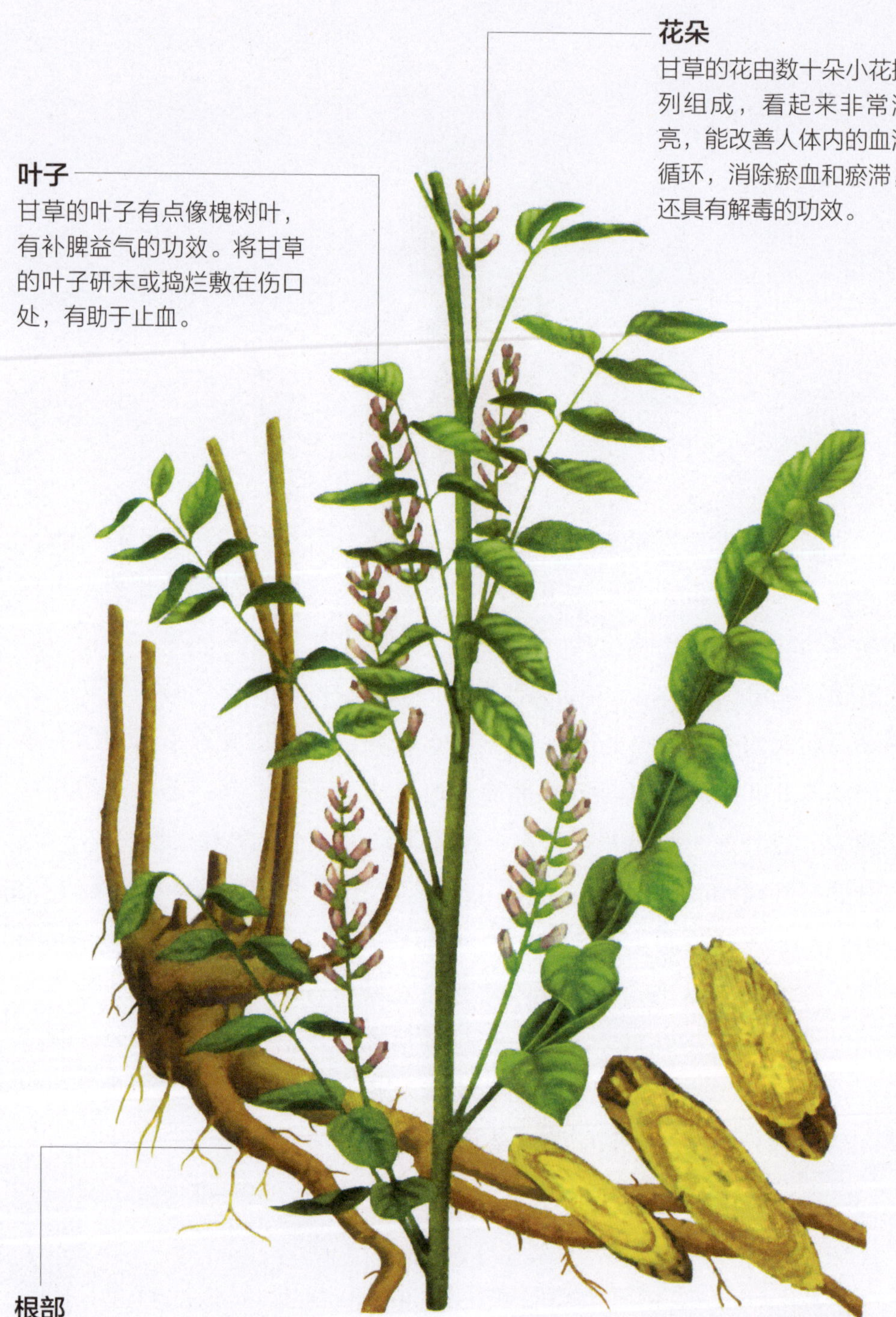

根部

主要入药部位。甘草的根看上去有点像山药，但质地比较坚韧，有润肺止咳、缓急止痛的功效。使用甘草根时，一定要去掉头尾尖，否则会使人呕吐。

huáng jīng

黄精

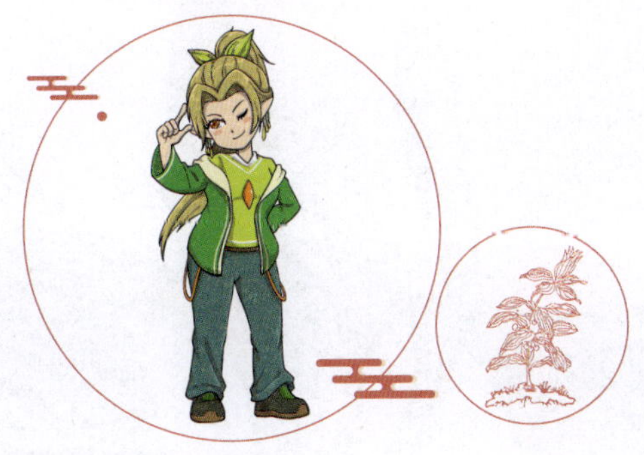

俗话说："家有万贯，不如黄精一两。"黄精能滋肾润脾、补脾益气，有"血气双补之王"的美称。

黄精是一种非常神奇的植物，关于它有一则这样的故事。很久以前，有一个叫黄精的姑娘在地主家打工，地主一心想霸占她做小老婆，黄精无奈只能趁着天黑赶快逃走。夜晚漆黑一片，黄精在奔跑中一不小心掉下了悬崖。不知过了多久，她慢慢醒来，看见身边长着很多叶子狭长的野草，便挖出根茎塞到嘴里充饥。黄精吃了这种野草好几个月后，她发现自己竟然轻得像燕子一样，能够轻松地爬到山顶上。

再后来，黄精被一位老人收留，于是将自己的经历告诉了老人，并带着老人在山上找到了那种野草。老人将野草的根茎放在嘴里细细地品尝，觉得味道清香甘甜，像某种水果，吃后更是觉得身体舒服，精力旺盛。于是他就把这种野草给病人吃，效果非常好。因为是黄精发现的这种野草，所以大家就给它起名叫"黄精"了。

产地分布：主产地为河北、内蒙古、陕西等地。

采集加工：春季或秋季采挖。将整棵植株挖出后，去除花朵、叶子和须根，再将根茎清洗干净，然后放到沸水中稍微烫一下或者上锅蒸至透心，最后进行干燥、切片处理。可生用。

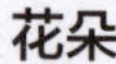

花朵

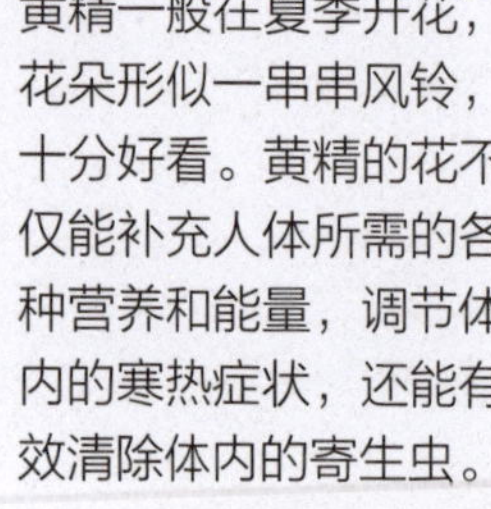

黄精一般在夏季开花，花朵形似一串串风铃，十分好看。黄精的花不仅能补充人体所需的各种营养和能量，调节体内的寒热症状，还能有效清除体内的寄生虫。

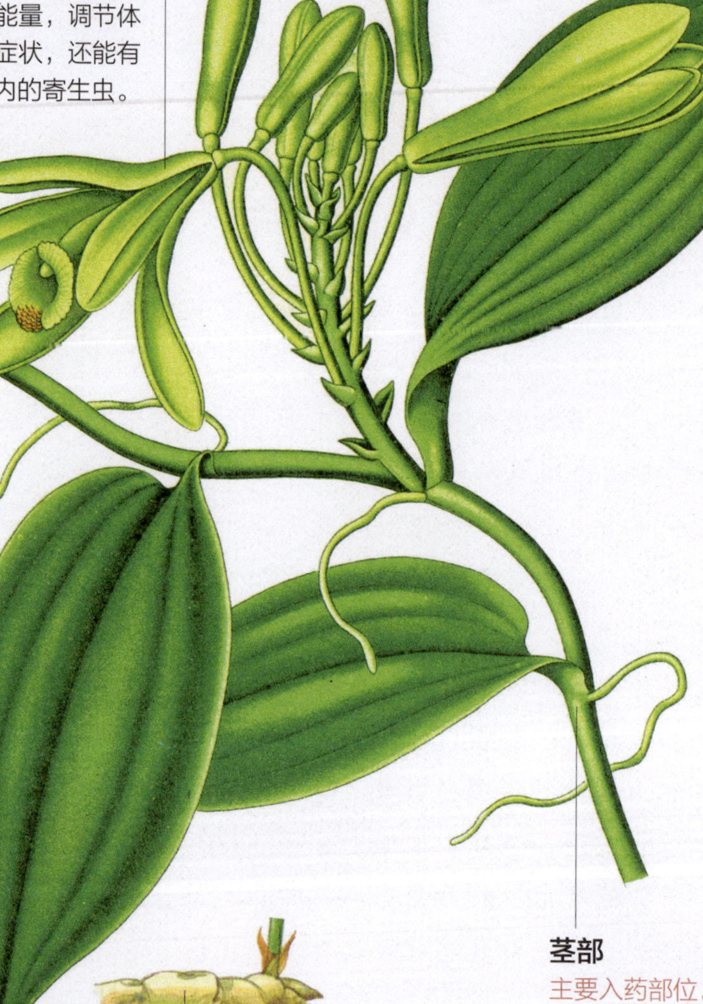

茎部

主要入药部位。黄精的茎形状呈扁圆柱形，表皮光滑无毛，具有补气养阴、健脾润肺的功效，还能调节血糖，对治疗糖尿病非常有帮助。

根部

主要入药部位。黄精的根有些像鸡头，对治疗脾胃虚弱、体倦乏力、口干食少、肺虚燥咳、精血不足等症有一定作用。黄精的根夏季晒后还可以代替粮食。

jié gěng 桔梗 [bāo fu huā 包袱花]

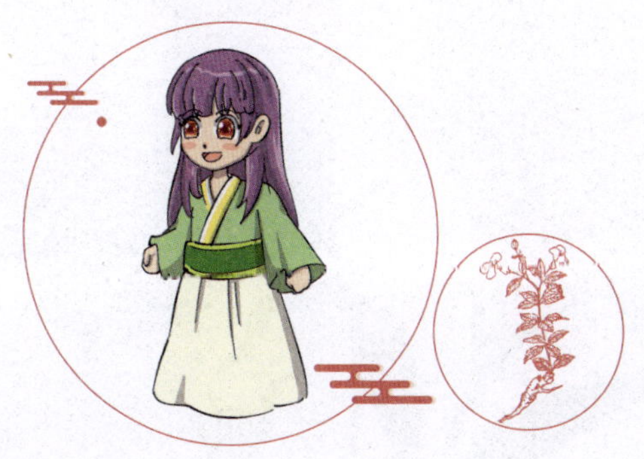

我们咳嗽时常喝的止咳糖浆，里面含有一味叫桔梗的药材。桔梗可以入药，《本草纲目》中记载，桔梗有消炎镇痛、利咽祛痰、排脓、补气血的功效；也可以食用，能凉拌或腌制成咸菜，食用可以开胃去火。

关于桔梗有一个凄美的传说。据说在很久以前的朝鲜，有一个叫桔梗的姑娘。一天，她在躲雨时偶遇了一个书生，两人一见钟情，于是私订终身。不久，书生因为要外出求学，临走之时许下承诺，说三年后一定会回来娶她。可书生这一去，便杳无音讯。桔梗等了书生很多年，一直没有等到他，一怒之下，便向山神发誓，此生永不再见书生。

多年后，桔梗变成了老太太，自觉时日不多，便无限惆怅地说道："我要是在死之前能见上书生一面，此生便无憾了。"谁料，这话被山神听到，想起桔梗曾经发的誓言，认为她不信守承诺，于是勃然大怒，将桔梗变成了一朵蓝紫色的小花，并罚她只要一息尚存，就得日夜忍受思念书生的煎熬。

人们被这个故事深深感动，为了纪念桔梗，于是就把这种小花叫作"桔梗"。

产地分布：主产地为安徽、江苏、湖北、河南等地。

采集加工：春季或秋季采挖。将根挖出后，去除泥土和须根，并趁着新鲜刮去外皮，然后放入清水中浸泡 2 ~ 3 小时，最后切片、晒干。可生用或炒用。

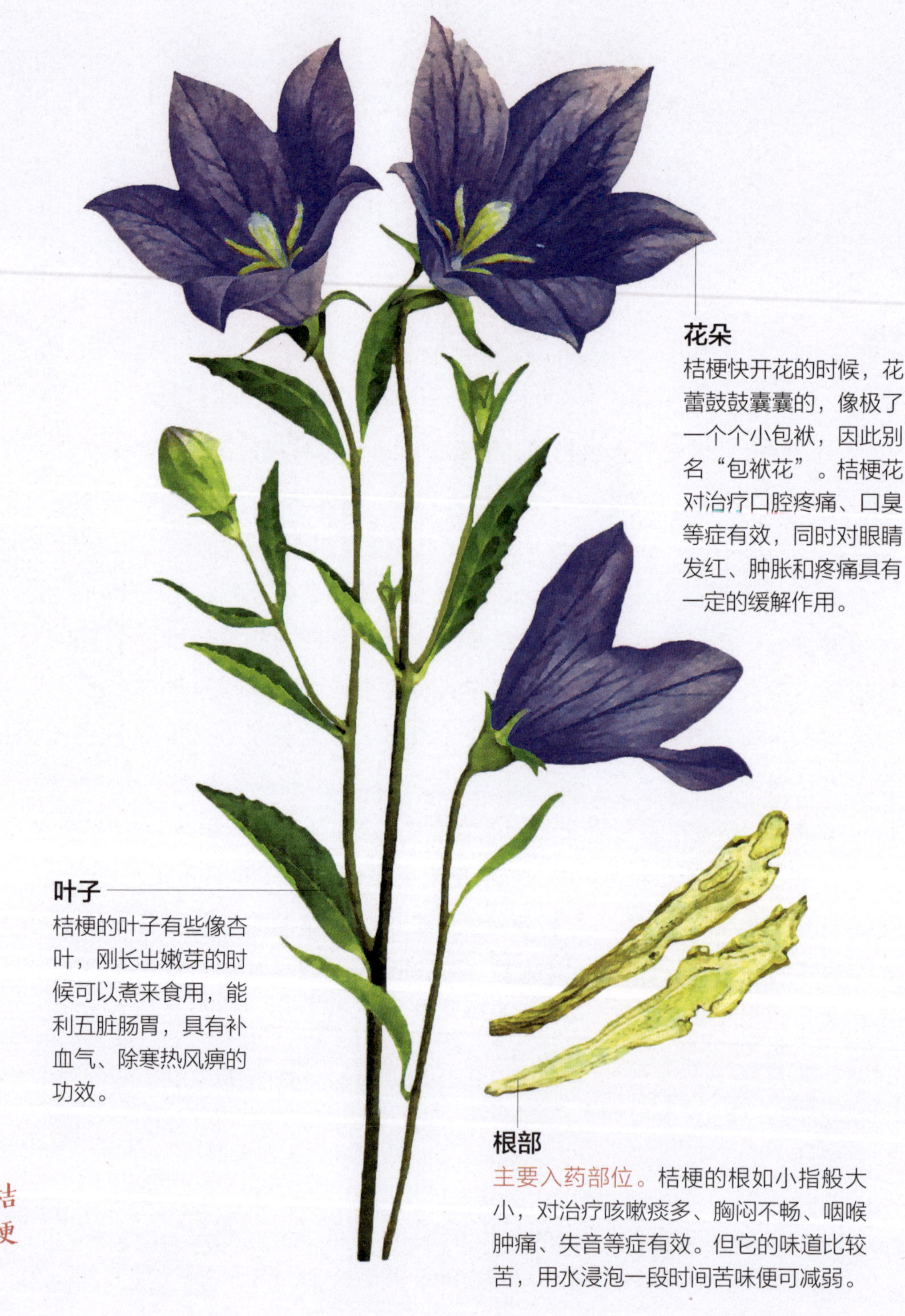

花朵

桔梗快开花的时候，花蕾鼓鼓囊囊的，像极了一个个小包袱，因此别名“包袱花”。桔梗花对治疗口腔疼痛、口臭等症有效，同时对眼睛发红、肿胀和疼痛具有一定的缓解作用。

叶子

桔梗的叶子有些像杏叶，刚长出嫩芽的时候可以煮来食用，能利五脏肠胃，具有补血气、除寒热风痹的功效。

根部

主要入药部位。桔梗的根如小指般大小，对治疗咳嗽痰多、胸闷不畅、咽喉肿痛、失音等症有效。但它的味道比较苦，用水浸泡一段时间苦味便可减弱。

zhī mǔ
知母

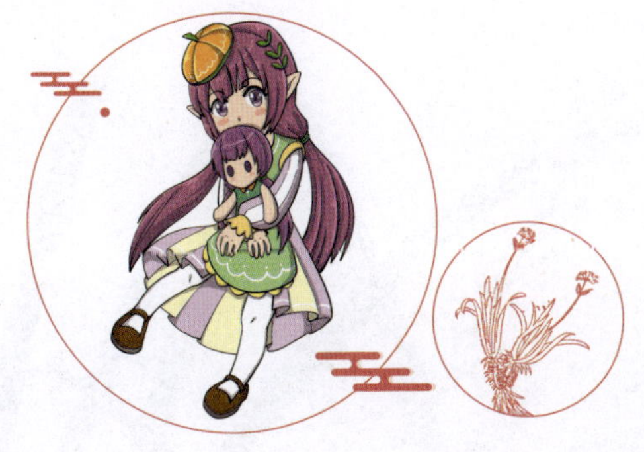

有一种野草，它生命力顽强，几乎在任何环境中都能生存，这就是知母。知母具有清热泻火、滋阴润燥的功效。采集时，保留了外皮进行干燥的，称为“毛知母”；去除了外皮进行干燥的，称为“光知母”或“知母肉”。

你知道这种野草为什么叫知母吗？据说在三国时期，有一位靠挖药为生的孤寡老奶奶，她希望将自己的药草知识传授给一个善良的人。有一天，她来到一个偏远山村，在一个樵夫的家门外晕倒了。这位樵夫看到老奶奶非常可怜，于是就收留了她，并且无微不至地照顾她。

转眼三年过去了，一天，老奶奶让樵夫背她上山。在山上，他们发现了一种野草。老奶奶告诉樵夫：“这是一味非常珍贵的草药，它的根可以治疗肺热、咳嗽和发烧。”接着她又问：“你知道为什么我直到现在才教你认药吗？”樵夫回答道：“您是想找一个善良的人来传授这些知识，怕有恶意的人利用这个技能来伤害他人。”老奶奶点了点头说：“是的，但这种草药还没有名字，我们就叫它‘知母’吧。”于是这个名称就一直流传下来了。

产地分布：主产地为河北、山西、山东等地。

采集加工：春季或秋季采挖。将整棵植株挖出后，去除花朵、叶子和须根，然后进行晾晒干燥后切片。可生用或盐水炙用。

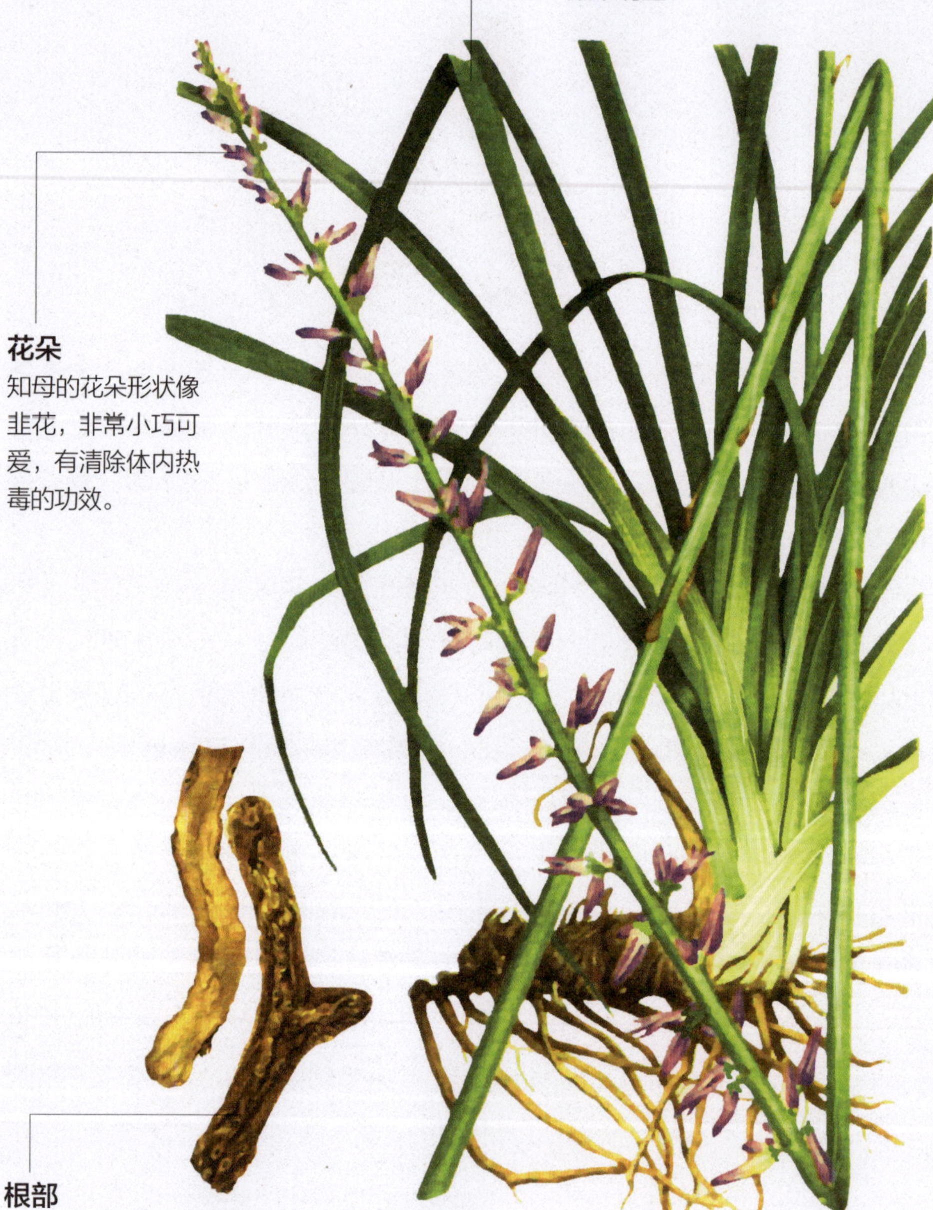
叶子
知母的叶子又长又细，对缓解口干、口渴、多尿、大便干燥、尿黄等症状效果明显。
花朵
知母的花朵形状像韭花，非常小巧可爱，有清除体内热毒的功效。
根部
主要入药部位。知母的根比较长，有点像人参，所以也被称作“地参”，有清热泻火、滋阴润燥、利尿排毒的功效。

xuán shēn

玄参

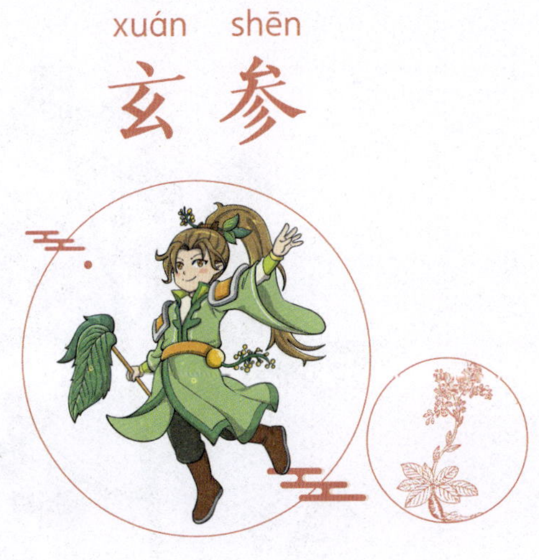

玄参是浙江一带的传统药材，一般生长在竹林、溪旁、丛林及高草丛中，具有凉血滋阴、泻火解毒的功效。

说起玄参这个名字，还有一个典故呢。据说从前有一个猪倌，由于当地的番薯产量低，猪饲料远远不够用，因此他历尽辛苦来到西北高原想要引进番薯新品种。但那里的人告诉他，这里根本就没有番薯。于是他又冒着严寒冰雪去了蒙古高原，皇天不负有心人，这次终于让他找到了番薯良种。猪倌回家后，把引进的番薯种在了山坡上，但后来才发现引进的番薯没有藤条，挖出的茎块也比本地番薯小得多，根本不能当作猪饲料。他不禁叹道："我历尽千辛万苦，引进来的却是这种东西，真叫人怨心啊！"

再后来人们发现，猪倌引进的番薯原来是一味清凉解热的良药，其根对治疗咽喉肿痛、身体发热等症有效，于是就用他当时所说的"怨心"两字来命名这种药材。因为当地方言中"怨心"与"玄参"谐音，且晒干后形状又像人参，人们就用"玄参"来作为它的药名了。

产地分布：主产地为河北、河南、山西、湖北、浙江等地。以浙江产量最大，质量最好。

采集加工：冬季采挖。一般等茎叶枯萎时挖出根，先去除茎叶、幼芽、须根及泥沙，再晾晒至半干，堆放 3～6天，再继续晾晒、堆放，反复数次直至完全干燥。可生用。

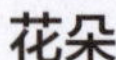

花朵

玄参的花由许多圆嘟嘟的小花组成，十分特别。玄参的花不仅对因风热侵袭引起的头痛有缓解作用，还对治疗伤寒病后出现的劳倦乏力、体力衰竭等症有帮助 。

叶子

玄参的叶子呈长椭圆形，边缘有小锯齿，像手掌一样向上托着花朵和果实。玄参的叶子具有滋阴降火的功效，可以消除皮肤斑点或毒素，缓解咽喉不适和促进小便通畅。

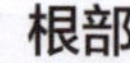

根部

主要入药部位。玄参的根对治疗腹部寒热积聚，以及女性产后乳汁不畅有一定作用，对改善视力非常有帮助。

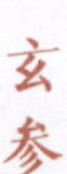

玉竹 [萎蕤]

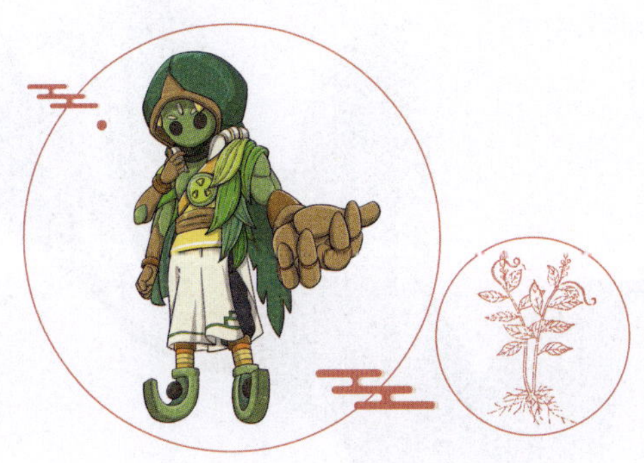

玉竹又称“萎蕤”，是一种古代常用的抗衰老良药，具有养阴润燥、生津止渴的功效，可用于治疗肺胃阴伤、燥热咳嗽、咽干口渴等症。

关于玉竹的由来有一个传说。相传在唐代，有一个小宫女终日被人欺辱，不堪忍受，于是有一天趁着天黑逃出了皇宫。但是她怕被人发现，不敢回到家乡，就躲进了深山老林。她饥饿难耐，又找不到食物，于是到处挖野菜为食。有一次，她挖到了一种茎叶形似竹子、开着小白花的植物，尝其根无毒，味道也不错，于是经常以此为食。久而久之，小宫女竟然身体轻盈如燕，皮肤光洁似玉。

再后来，小宫女与一个猎人相遇，二人结庐深山，生儿育女，因为经年累月一直在服用这种植物，一家人都无病无灾，生活幸福。小宫女到 60 岁时，十分思念家乡，于是便同丈夫和子女一起返回了家乡。家乡父老见她依然是当年进宫时的青春容貌，惊叹不已，于是便问她是吃了什么神奇的药。听了小宫女的描述后，大家觉得这种草药茎梗看起来像玉，叶如竹叶，于是便取名为“玉竹”。玉竹的神奇功效也被逐渐流传开来。

产地分布：主产地为河南、湖北、湖南、广东、陕西等地。

采集加工：秋季采挖。将整棵植株挖出后，先去掉花、叶子和须根，再将根茎洗净，晾晒至柔软后反复揉搓，直至无硬心，最后晒干。可切片用或切段用。

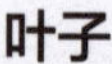

叶子

玉竹的叶子有点像竹叶，在滋润皮肤方面效果十分显著，还能消除面部的黑斑，使人容光焕发。

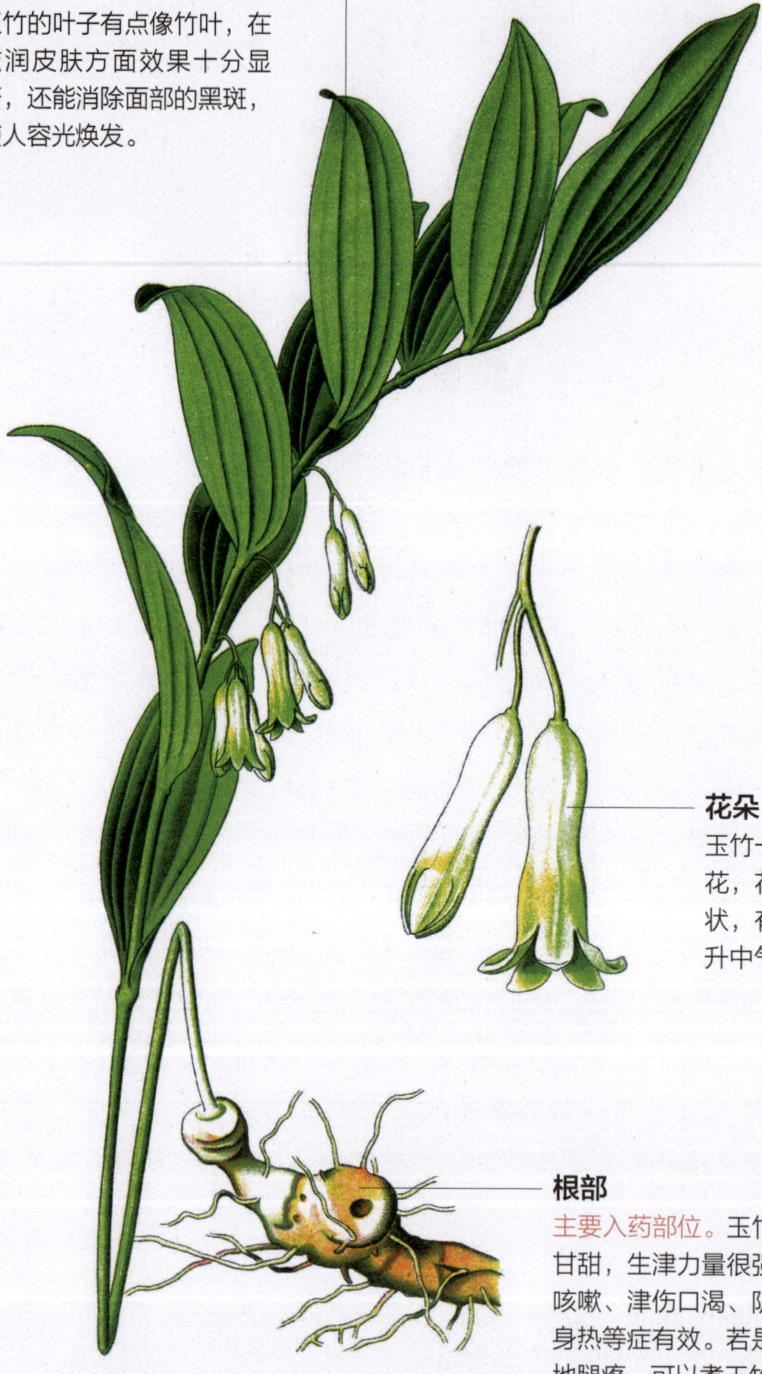

花朵

玉竹一般每年春季开花，花朵的形状呈筒状，有调理脾胃、提升中气的功效。

根部

主要入药部位。玉竹的根味道比较甘甜，生津力量很强，对治疗燥热咳嗽、津伤口渴、阴虚外感、头痛身热等症有效。若是突然莫名其妙地腿疼，可以煮玉竹水来喝。

芫花 [桂叶芫花]

yuán huā 芫花 [guì yè yuán huā 桂叶芫花]

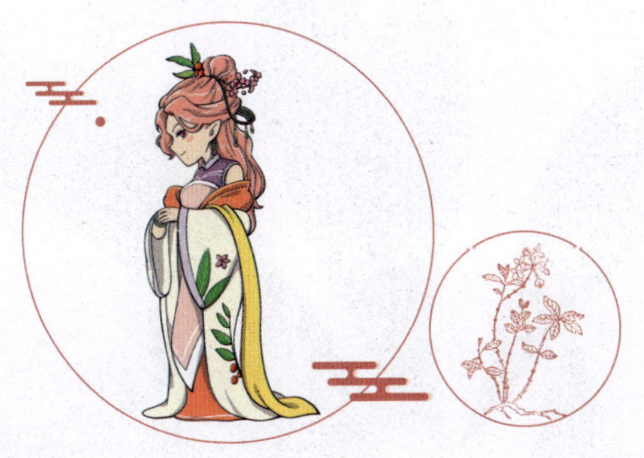

芫花又被称作“桂叶芫花”，四季常绿，叶子和梗枝光滑诱人，花香迷人，是一种很受欢迎的装饰灌木。但芫花有剧毒，误食树叶或红色的果实会让人诱发强烈呕吐，进而内出血、昏迷甚至死亡。

在希腊神话中，有一个关于芫花的爱情故事。爱神丘比特为了向太阳神阿波罗复仇，将一支能使人陷入爱情旋涡的金箭射向了他，使阿波罗疯狂地爱上了河神的女儿达芙妮。同时，丘比特又将一支能使人拒绝爱情的铅箭射向达芙妮，使达芙妮对阿波罗冷若冰霜。当达芙妮回身看到阿波罗在追她时，急忙向她的父亲呼救。河神听到了女儿的声音，在阿波罗即将追上她时，将她变成了一棵桂叶芫花。阿波罗看到了这样的达芙妮，感到懊悔万分，他轻拥着达芙妮向她表达道歉和爱慕。

后来，阿波罗为了表示对达芙妮未泯灭的爱情，于是将桂叶芫花作为他最喜爱的树种，并用其花朵装饰他的弓箭。同时他还取下桂枝编织成桂冠，赐给一切有成就的人，这就是“桂冠”的由来了。

产地分布：主产地为安徽、江苏、浙江、四川、山东、福建、湖北等地。
采集加工：春季采摘。趁着花未开放前采摘花蕾，然后晒干。可生用或醋炙用。

芫花不可以和甘草同时服用，因为甘草会使芫花的毒性加剧，或者说会增强芫花攻下逐水的能力。

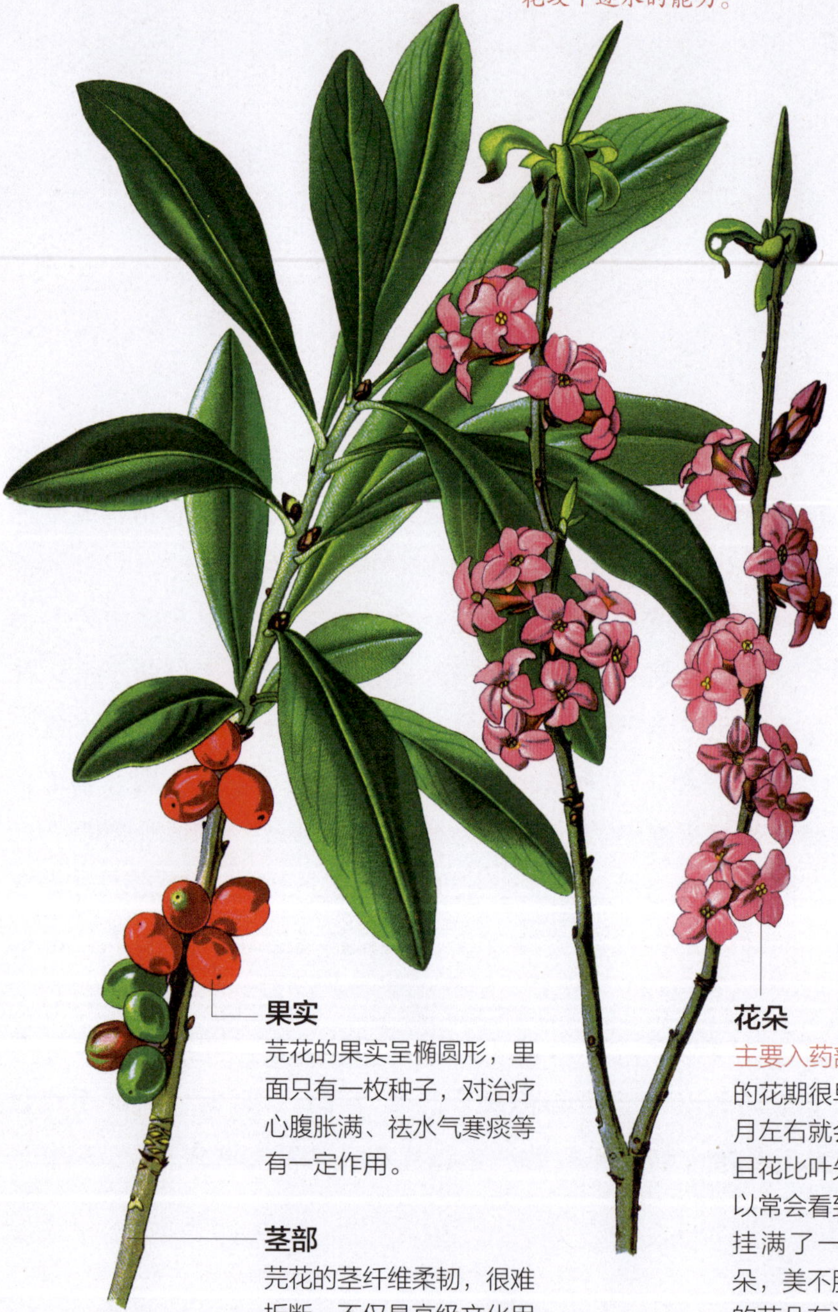

果实

芫花的果实呈椭圆形，里面只有一枚种子，对治疗心腹胀满、祛水气寒痰等有一定作用。

茎部

芫花的茎纤维柔韧，很难折断，不仅是高级文化用纸的原料，还是人造棉的原料。

花朵

主要入药部位。芫花的花期很早，每年三月左右就会开花，而且花比叶先开放，所以常会看到整株植物挂满了一串串的花朵，美不胜收。芫花的花朵有泻水逐饮、祛痰止咳、解毒杀虫的功效。

huáng lián

黄连

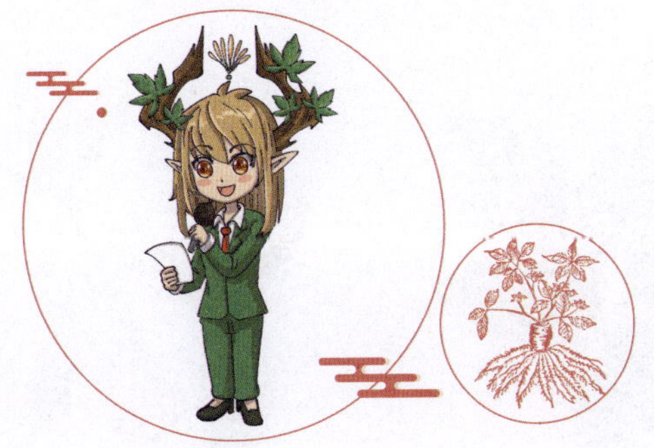

人们常说“哑巴吃黄连，有苦说不出”，黄连是一味人尽皆知的中药。这种中药虽然很苦，但对治疗痢疾、体内上火、咽喉肿痛、烧伤烫伤等症非常有帮助。

关于黄连名称的由来，与一个有趣的故事有关。从前有个郎中的女儿叫妹娃，受到父亲的熏陶，妹娃从小喜欢栽花、种草药。有一次，她看到路边有一簇漂亮的黄色小花，于是就把它移种到自家院子里。一天，妹娃突然生病了，浑身燥热。郎中外出治病尚未回来，妹娃母亲给女儿煎了药服下，但未见效。家里的帮工忽然想起，上个月自己喉咙痛，偶然挖了一株院子里黄色小花的根，放到嘴里嚼了几下，虽然苦得要命，但是过了一个时辰，喉咙痛居然减轻了，于是建议让妹娃也试试，妹娃母亲无奈只能同意。果然不一会儿，妹娃的病就好多了。

郎中回来了解事情的经过后，连声感谢帮工说：“妹娃害的是肠胃湿热，要清热燥湿的药才能医得好，这院子里的小花看来有清热燥湿的神奇功效呀！”因为这位帮工叫黄连，郎中干脆就把这种黄色小花取名为“黄连”，一直沿用至今了。

产地分布：主产地为四川、湖南、湖北、贵州等地。

采集加工：秋季采挖。将根挖出后，先去除须根及泥沙，再进行干燥处理。可生用或清炒、生姜汁炙、酒炙、吴茱萸水炙用。

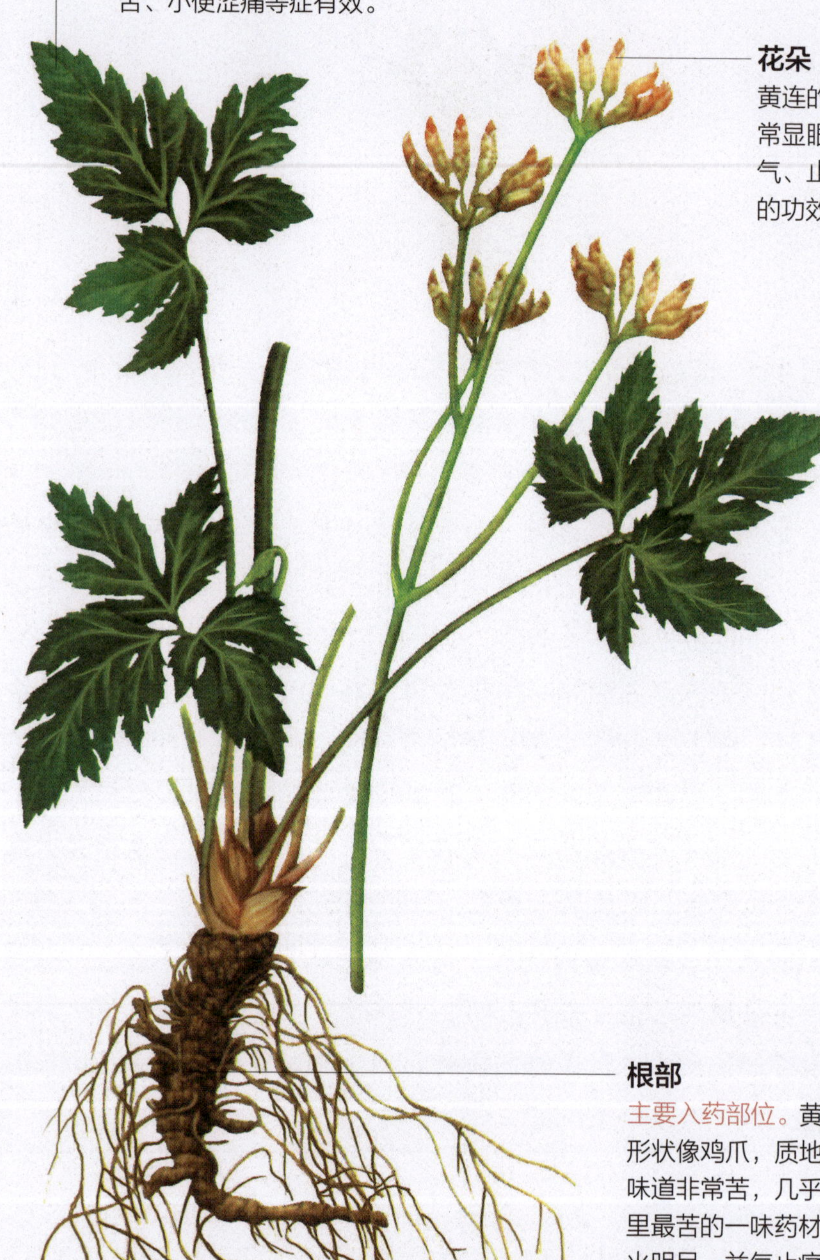

叶子

黄连的叶子边缘长满了小锯齿，对治疗失眠、心慌、口苦、小便涩痛等症有效。

花朵

黄连的花朵非常显眼，有益气、止心腹痛的功效。

根部

主要入药部位。黄连的根形状像鸡爪，质地坚硬，味道非常苦，几乎是中药里最苦的一味药材，有去火明目、益气止痛、安神降燥的功效。

柴胡 [茈胡]

chái hú · zǐ hú

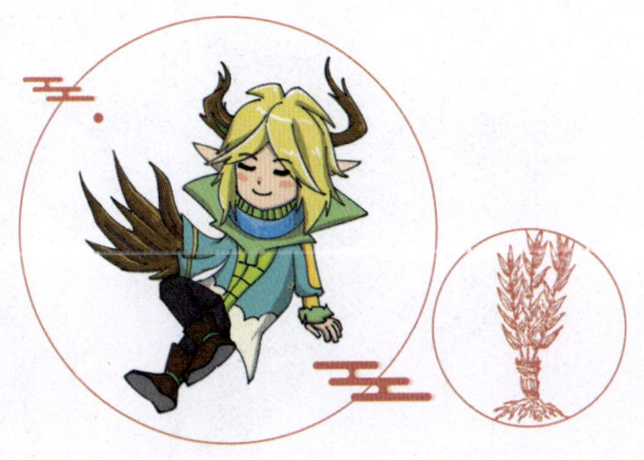

我们感冒时喝的小儿柴胡颗粒，主要是由一味叫柴胡的药材制作而成的。柴胡因产地不同，分为北柴胡和南柴胡，一般认为北柴胡入药最佳，具有解热透邪、疏肝理郁的功效。

这种药材为什么叫柴胡呢？据说很久以前，地主家中有柴姓和胡姓两个长工，两人亲如兄弟，柴姓为哥哥，胡姓为弟弟。有一天，胡弟突然患了一种奇怪的病，浑身发冷，同时伴有流鼻涕、咳嗽等症状。地主知道后，怕传染便撵走了他，柴兄也陪着胡弟一起走了。他们爬到一座山的半山腰处，柴兄安顿好胡弟后，自己去寻找能充饥的野果。后来，胡弟的肚子饿得实在不行了，便顺手挖了些身边的野草根来吃。

第二天，柴兄发现胡弟的病好了很多，便问胡弟是怎么回事，胡弟说自己昨天只嚼过一些野草根，柴兄一听，觉得是这些野草根缓解了胡弟的病，于是就继续给胡弟吃这种野草根，果然见效。再后来，他们将这种野草根挖出来到山下去卖，并用各自的姓给这种野草起名为“柴胡”。至此，柴胡就成为治疗感冒的常用药了。

产地分布：北柴胡主产地为河北、河南、辽宁等地；南柴胡主产地为湖北、四川、安徽等地。

采集加工：春季或秋季采挖。将根挖出后，先去除茎叶及泥沙，再干燥处理，最后切段。可生用或醋炙用。

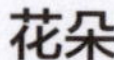

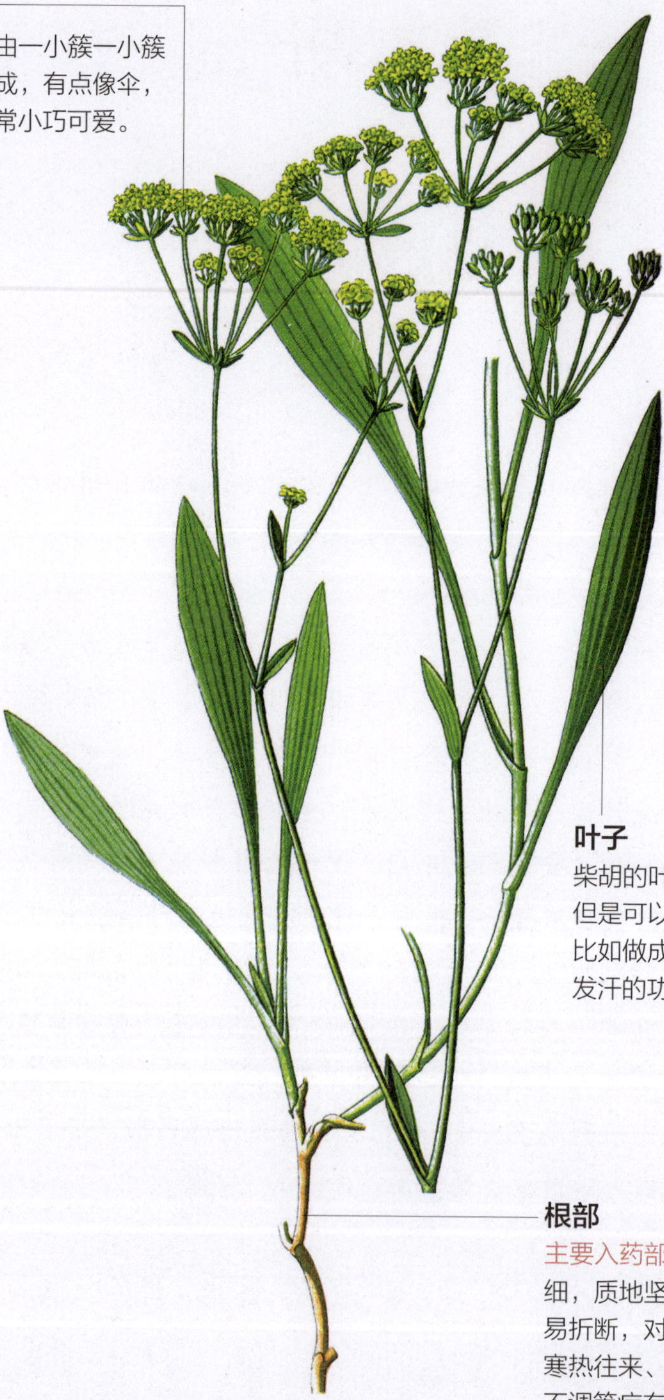

花朵

柴胡的花由一小簇一小簇的小花组成，有点像伞，看起来非常小巧可爱。

叶子

柴胡的叶子一般不入药，但是可以当作食材使用，比如做成蛋花汤，有解表发汗的功效。

根部

主要入药部位。柴胡的根较细，质地坚硬而有韧性，不易折断，对治疗感冒发热、寒热往来、胸胁胀痛、月经不调等症有效。

fáng fēng

防风

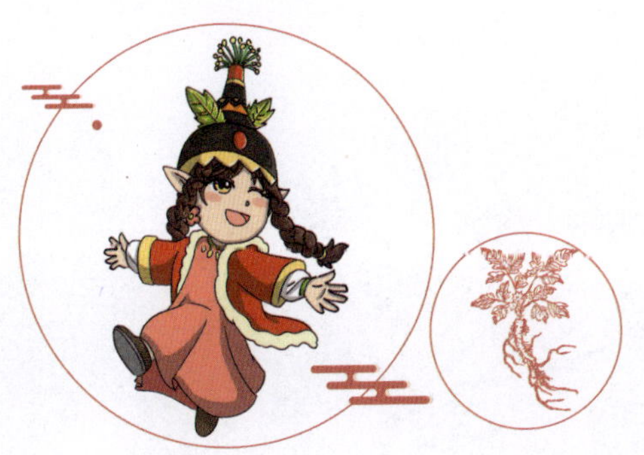

防风，顾名思义防是御的意思，因为这种药既能祛风寒，又能祛风湿，所以叫防风。防风在治疗感冒头痛、风湿痹痛等方面效果十分明显。

关于防风有一个古老的故事。传说，大禹治理洪灾成功后准备论功行赏，各路诸侯纷纷赶到，会稽山下一片欢腾，盛况空前，可唯独不见防风氏。大禹大怒，认为防风氏居功自傲。于是第二天，当防风氏赶到后，便下令杀了他。防风氏着实太冤了，因为他从浙江赶到会稽，要经过苕（tiáo）溪和钱塘江，当时苕溪正在发大水，防风氏虽然日夜兼程，但还是迟到了。大禹知道真相后，才知错怪了防风氏，追悔莫及，于是下令善待并补偿防风氏的家人。

防风氏死后，从他的伤口流出一股股血。这些血流到山野里，流经的地方长出了一种花朵为黄色的小草。当地乡民因为治水受了风寒，头昏脑涨、浑身酸痛，其中有一些人梦见防风氏要他们吃这种小草的根，说是能治这种病。于是乡民们试着吃了一下，病果然好了。

从此，这种草便被称为“防风”，用来纪念被冤枉而死的防风氏。

产地分布：主产地为东北地区，以及内蒙古、河北、山东、河南、陕西、山西、湖南等地。

采集加工：春季或秋季采挖。将根挖出后，去除茎叶和泥土，先晾晒至八成干，捆绑后再晾晒至足干。可切片生用。

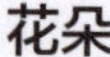

花朵

防风一般秋季开花，花朵较小，有淡淡的香气，对治疗四肢拘急、不能走路、骨节间痛、心腹痛等症有效。

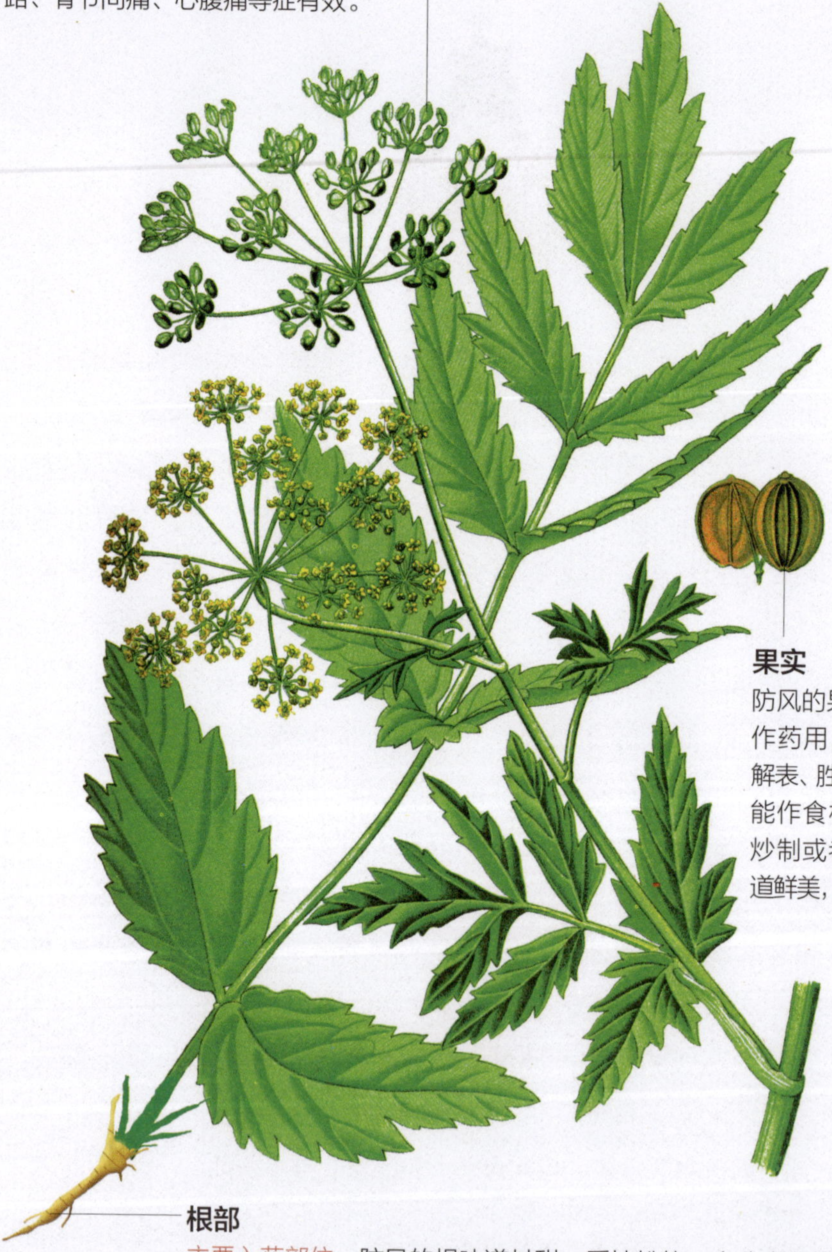

果实

防风的果实不仅能作药用，可以祛风解表、胜湿止痛，还能作食材用，可以炒制或者煮汤，味道鲜美，营养丰富。

防风

根部

主要入药部位。防风的根味道甘甜，质地松软，十分容易折断，对治疗风寒风热、风疹瘙痒、风湿痹痛、破伤风症等症有效。

yán hú suǒ
延胡索

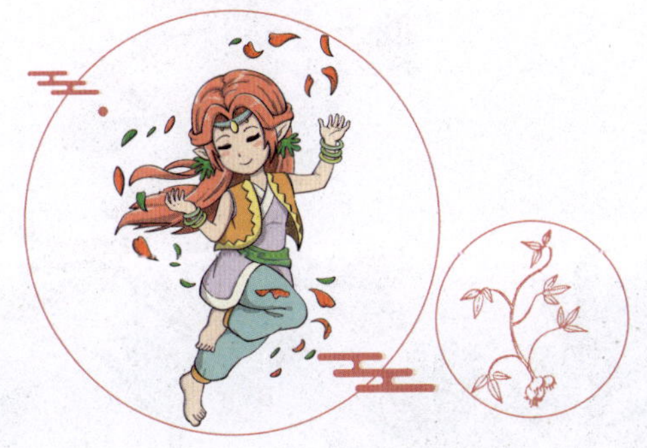

在我国温暖湿润的丘陵地区，生长着一种专治全身各处疼痛的野草。这种野草常常因为植株矮小被人忽略，但其产量非常高，生长范围十分广泛，几乎可以遮盖整个大地，故被称为“大地之雾”，它就是延胡索。

延胡索是如何被人发现，以及流传开来的呢？相传唐朝末年，浙江东阳有一位老人上山采药时，不慎失足跌落山下，昏迷不醒。他的儿孙们闻讯赶到，只见这位老人鼻青眼肿，身上青一块、紫一块的，样子十分吓人。儿孙们不知道老人究竟伤得怎样，因而不敢轻举妄动，只能在旁边守着。

不久，老人苏醒了过来，自觉遍身疼痛，动弹不得。于是他吩咐儿孙们挖出身旁野草的根，然后将他抬回家。回去后，他不断嚼食在山上所挖的野草根，并煎水服用。几天后，老人身上的疼痛竟然消失了，行动也逐渐自如。儿孙们见此野草的功效如此神速，便问老人叫什么药，老人答：“延胡索。”后来，延胡索就逐渐流传至其他地方了。

产地分布：主产地为浙江、江苏、山东、河北等地。

采集加工：夏季采挖。在茎叶枯萎时挖出根，先去除泥土和须根，再放到沸水中烫煮，直到根无白心时捞出晒干，最后切厚片或捣碎。可生用或醋炙用。

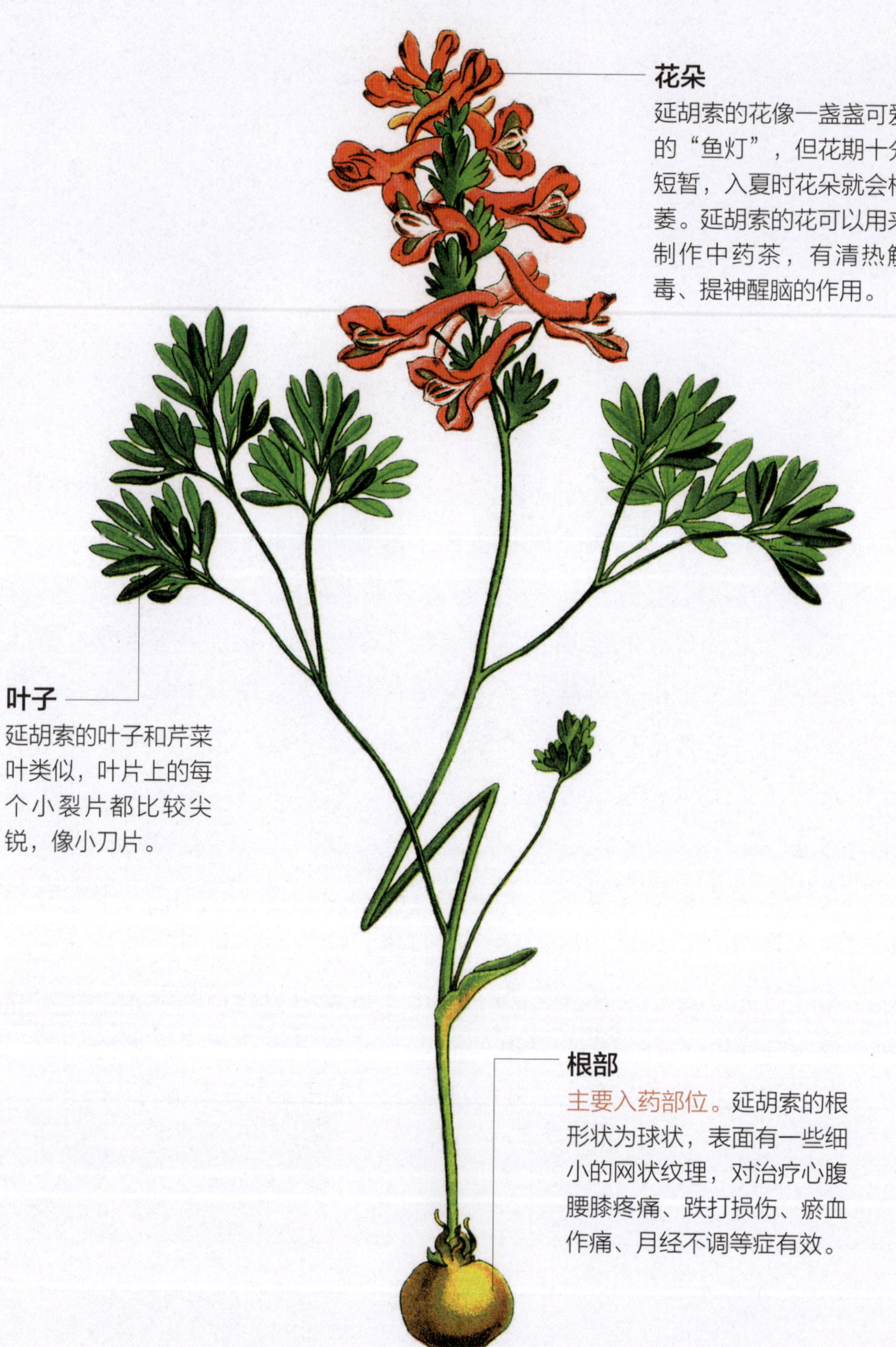
花朵
延胡索的花像一盏盏可爱的“鱼灯”，但花期十分短暂，入夏时花朵就会枯萎。延胡索的花可以用来制作中药茶，有清热解毒、提神醒脑的作用。
叶子
延胡索的叶子和芹菜叶类似，叶片上的每个小裂片都比较尖锐，像小刀片。
根部
主要入药部位。延胡索的根形状为球状，表面有一些细小的网状纹理，对治疗心腹腰膝疼痛、跌打损伤、瘀血作痛、月经不调等症有效。

bèi mǔ

贝母

贝母和知母从名称上来说很相近，但其实它们是两种完全不同的植株。贝母主要分为川贝母和浙贝母，川贝母常用来化痰止咳，浙贝母则用来散结消肿。

贝母名称的由来，也与一位母亲有关。很久以前，有一个女子结婚后一直没有孩子，家里人很着急，便让一位算命先生算了一下。算命先生说是因为这个女子“命硬”，才不能生育孩子。于是公公婆婆逼着儿子与她离婚，想要再娶一个能生孩子的媳妇，女子听闻后不由得泪流满面。恰巧有一天，一位郎中路过女子家，了解了情况后，便为女子搭脉看诊，并告诉她的丈夫说：“你的妻子没有生孩子，并非她‘命硬’，而是因为体内有痰结。我现在教你认一味草药，只要让她连续吃三个月，保证能生个胖娃娃。”从此，女子的丈夫每天按郎中教的方法，上山挖取那种草药的鳞茎，煎汤给女子喝。三个月之后，女子果然怀孕。十月后临盆，生下了一个孩子，母子平安。人们都纷纷打听这种神奇的草药。同时，也因为这种草药能帮助女子生孩子，于是大家就叫它“贝母”了。

产地分布：川贝母主产地为四川、西藏、青海、甘肃、云南等地；浙贝母主产地为浙江、宁波、杭州等地。

采集加工：夏季或秋季采挖。将鳞茎挖出后，先去除须根、粗皮和泥沙，然后晒干。可生用。

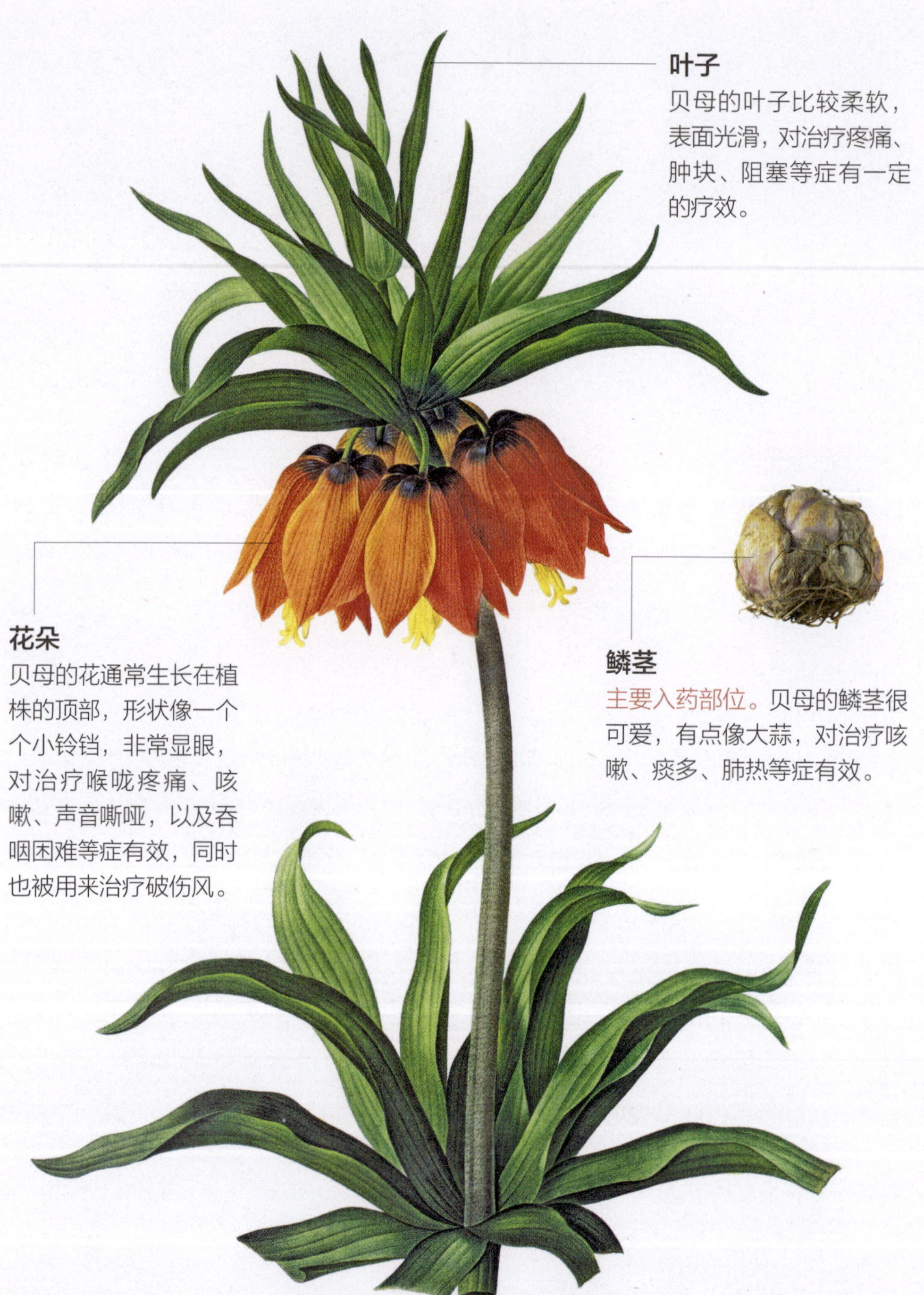

叶子

贝母的叶子比较柔软，表面光滑，对治疗疼痛、肿块、阻塞等症有一定的疗效。

花朵

贝母的花通常生长在植株的顶部，形状像一个个小铃铛，非常显眼，对治疗喉咙疼痛、咳嗽、声音嘶哑，以及吞咽困难等症有效，同时也被用来治疗破伤风。

鳞茎

主要入药部位。贝母的鳞茎很可爱，有点像大蒜，对治疗咳嗽、痰多、肺热等症有效。

dān shēn

丹参

很多人出现胸闷、心慌时，都会吃几片丹参或者几颗丹参滴丸。丹参具有活血调经、祛瘀止痛、除烦安神的功效。

关于丹参的由来，有一个神奇的故事。据说很久以前，在一个渔村里有一个渔霸。一天，渔霸的老婆患了重病，他正一筹莫展之时，有人说附近有座无名岛,岛上生长着一味能治病的草药,但这个岛非常难上岸。渔霸听后,便逼着同村一个水性好的年轻人去采药。这个年轻人非常气愤,因为他的母亲正巧也生着病，但转念一想，说不定这种草药对他母亲的病情也有帮助呢。于是，第二天年轻人就驾船出海了，凭借着高超的水性和勇敢的品质，他终于登上了无名岛，成功采到了草药并藏了起来。同时，年轻人还采了些乱七八糟的野草放在船上，用来应付渔霸。当年轻人终于按时返回渔村后，渔霸立马派人把船上的野草抢走了，谁知他老婆吃了后，没过几天就命丧黄泉了。而年轻人的母亲吃了被藏起的草药后，很快就痊愈了。

后来，人们都说这种草药凝结了年轻人的一片丹心，所以就给它取名叫“丹心”。在流传过程中，慢慢它就变成谐音“丹参”了。

产地分布：主产地为四川、安徽、江苏、河南、山西等地。

采集加工：春季或秋季采挖。将根挖出后，先去除茎叶和泥土，再洗净切成厚片，然后晒干。可生用或酒炙用。

叶子

丹参的叶子有点像紫苏叶，上面有一层密实的小绒毛，边缘有小锯齿，对治疗心腹疼痛、肠鸣等症有效。

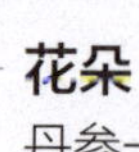

花朵

丹参一般每年五月左右开花，花朵有浓烈的香气。丹参的花可以用开水浸泡后，加点蜂蜜作为花茶饮用。

根部

主要入药部位。丹参的根细长，味道比较苦，有活血调经、祛瘀止痛、凉血消痈、除烦安神的功效，同时对治疗心血管疾病非常有效。

zǐ cǎo
紫草

紫草，因根的颜色为紫色而得名。它不仅是一种上色原料，也是一味常见的中药材，有活血化瘀、抗菌抗炎、消肿止痛的神奇功效。

关于紫草，有一个凄美的传说。据说很久以前，在一个小镇上有一对很相爱的男女。有一天，女孩突然得了一种怪病，看了很多大夫后还是昏迷不醒。男孩便天天跪在佛祖面前，乞求佛祖救救女孩。当男孩的膝盖跪出血的时候，佛祖终于被感动了，于是问男孩："你愿意用自己的生命来救她吗？"男孩毫不犹豫地点头答应了。佛祖继续说："那好吧，这里有一棵草药，你必须每天用自己的鲜血来浇灌它，等它开花后，就挖出这棵草药的根熬成汤，让女孩喝下，女孩的病就会好。"

男孩开心极了，于是每天用鲜血来浇灌这棵草药，小心翼翼地照料它，盼着它早日开花。夏天的时候，这棵草终于开出了紫色的小花。已经奄奄一息的男孩激动地挖出根，并熬了汤给女孩喝，最终女孩醒了，而男孩带着幸福的微笑永远地闭上了眼。

产地分布：主产地为黑龙江、吉林、辽宁、河北、河南、山西等地。
采集加工：春季或秋季采挖。将根挖出后，先去除茎叶和泥土，然后干燥。可生用。

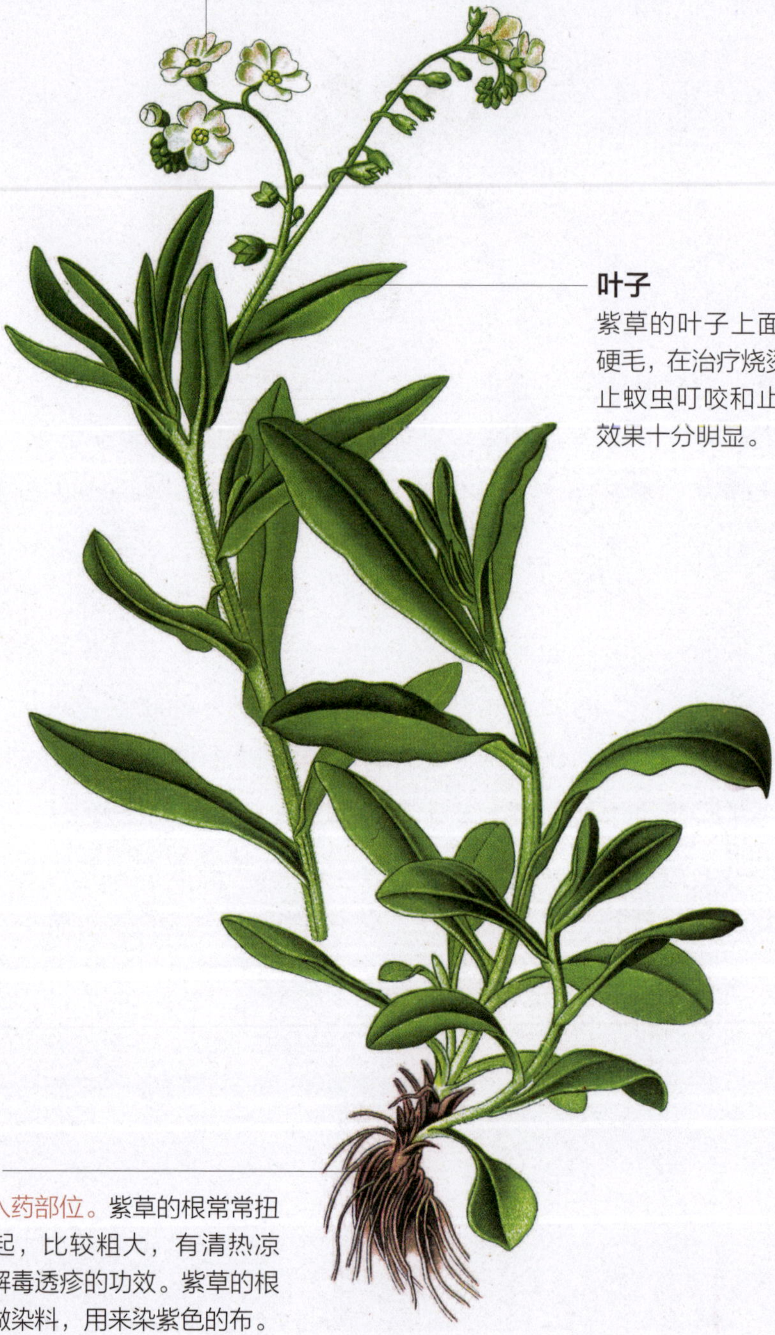

花朵

紫草的花朵像一个小长筒，多为五瓣花，像一枚枚小纽扣点缀在绿叶间。

叶子

紫草的叶子上面长满了硬毛，在治疗烧烫伤、防止蚊虫叮咬和止痒方面效果十分明显。

根部

主要入药部位。紫草的根常常扭在一起，比较粗大，有清热凉血、解毒透疹的功效。紫草的根还可做染料，用来染紫色的布。

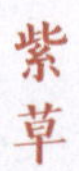

bái qián

白前

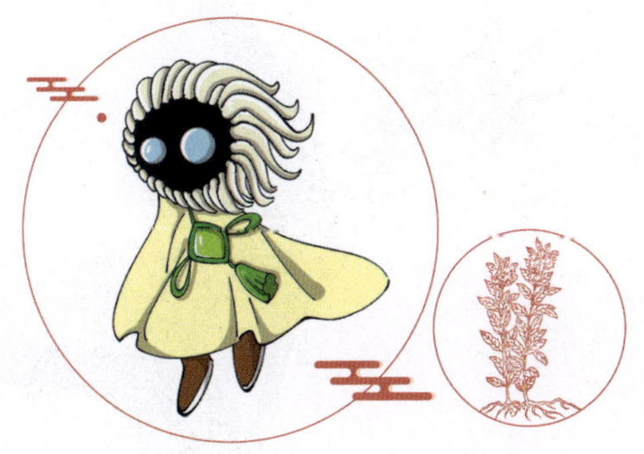

在我国南方地区的江边河岸或土坡上，经常会见到一种开着黄白色小花的植物。这种植物虽然看起来不太起眼，却是一味消痰止咳的良药，它就是白前。

白前很早就用于医药，据说它的由来和神医华佗有关。相传有一天，华佗在行医途中遇到大雨，只好留宿在一个叫白家庄的地方。睡到半夜时，华佗突然被隔壁孩子的一阵哭声和咳嗽声惊醒，于是他叫醒客栈的掌柜，并说："我是个大夫，听出这孩子病得很厉害。"掌柜一听便赶紧领着华佗来到隔壁家，华佗靠近孩子听了听他的咳嗽声，又坐下切过脉，对孩子的父母说："要救这孩子需要一味草药。"于是，孩子的父亲打着灯笼和华佗在村子里到处寻找。功夫不负有心人，终于在客栈门前的土坡上找到了这种草药。华佗把它挖回来，切下根，煎药给孩子喝，然后说："你们天亮后再去挖一些这种草药，然后让孩子吃下，咳嗽很快就能好了。"果不其然，几天后孩子的病全好了。

后来，因为这种神奇的草药是在白家庄的客栈门前挖到的，所以人们就叫它"白前"了。

产地分布：主产地为浙江、安徽等地。

采集加工：秋季采挖。将根挖出后，先去除茎叶和泥土，再洗净晒干。可生用或蜜炙用。

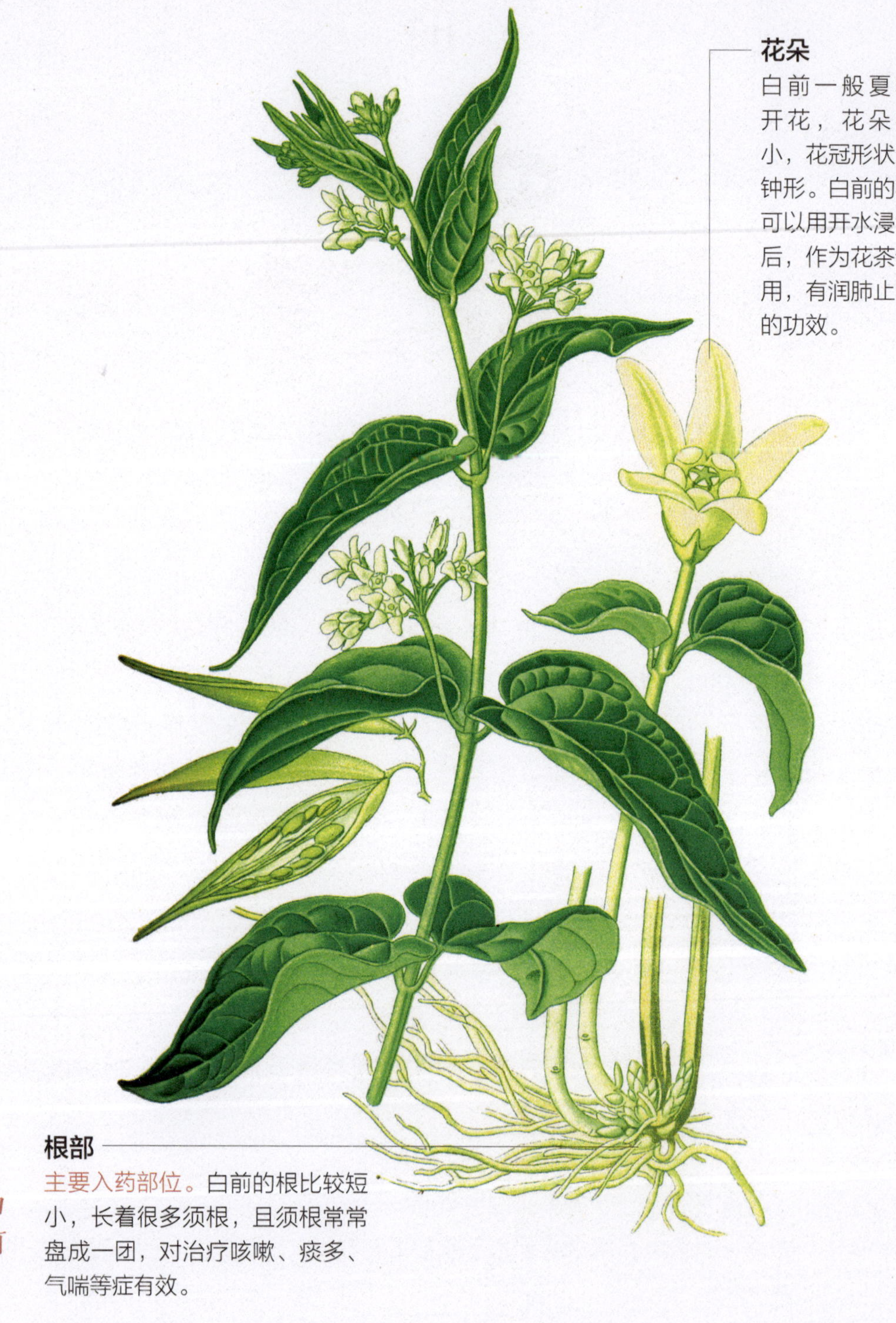
花朵
白前一般夏季开花，花朵很小，花冠形状为钟形。白前的花可以用开水浸泡后，作为花茶饮用，有润肺止咳的功效。
根部
主要入药部位。白前的根比较短小，长着很多须根，且须根常常盘成一团，对治疗咳嗽、痰多、气喘等症有效。

dāng guī
当归

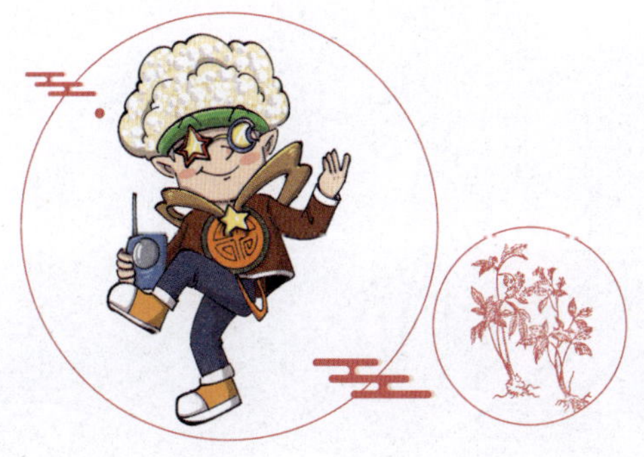

有一味草药深受广大妇女的青睐，被誉为“妇科圣药”，并且很多药方都用它来做配药，这种草药就是当归。当归具有补血活血、调经止痛、润肠通便的功效。

传说当归的由来，源自一个悲惨的故事。很久以前，有一个新婚不久的年轻人打算上山采药，临行前他对妻子说：“如果我三年内没有回来，一定是死在山中了，你就不必再等我，可以考虑另嫁他人了。”妻子无奈，只能含泪点头。之后的三年时间，年轻人竟然像消失了一样没有任何消息。妻子也因思念年轻人而得了气血亏损的妇女病，甚至家中连粮食都快没有了，于是她只好改嫁。谁知妻子改嫁不到两个月，年轻人突然回来了。妻子对年轻人哭诉道：“三年当归你不归，如今我已错嫁他人，心如刀割真悔恨！”年轻人也十分懊悔自己没有按时回来，可现在为时已晚。在得知妻子的病症之后，他就把采集来的一味草药的根拿去给妻子治病，竟治好了妻子的妇女病。为汲取“当归不归”的悲剧教训，后来大家就将这种草药叫作“当归”了。

产地分布：主产地为甘肃、云南、四川等地。

采集加工：秋末采挖。将根挖出后，去除芦头、须根和泥土，然后按大小、粗细分别捆成小把，用微火缓缓熏干或用硫黄烟熏。可切片生用或酒拌、酒炒用。

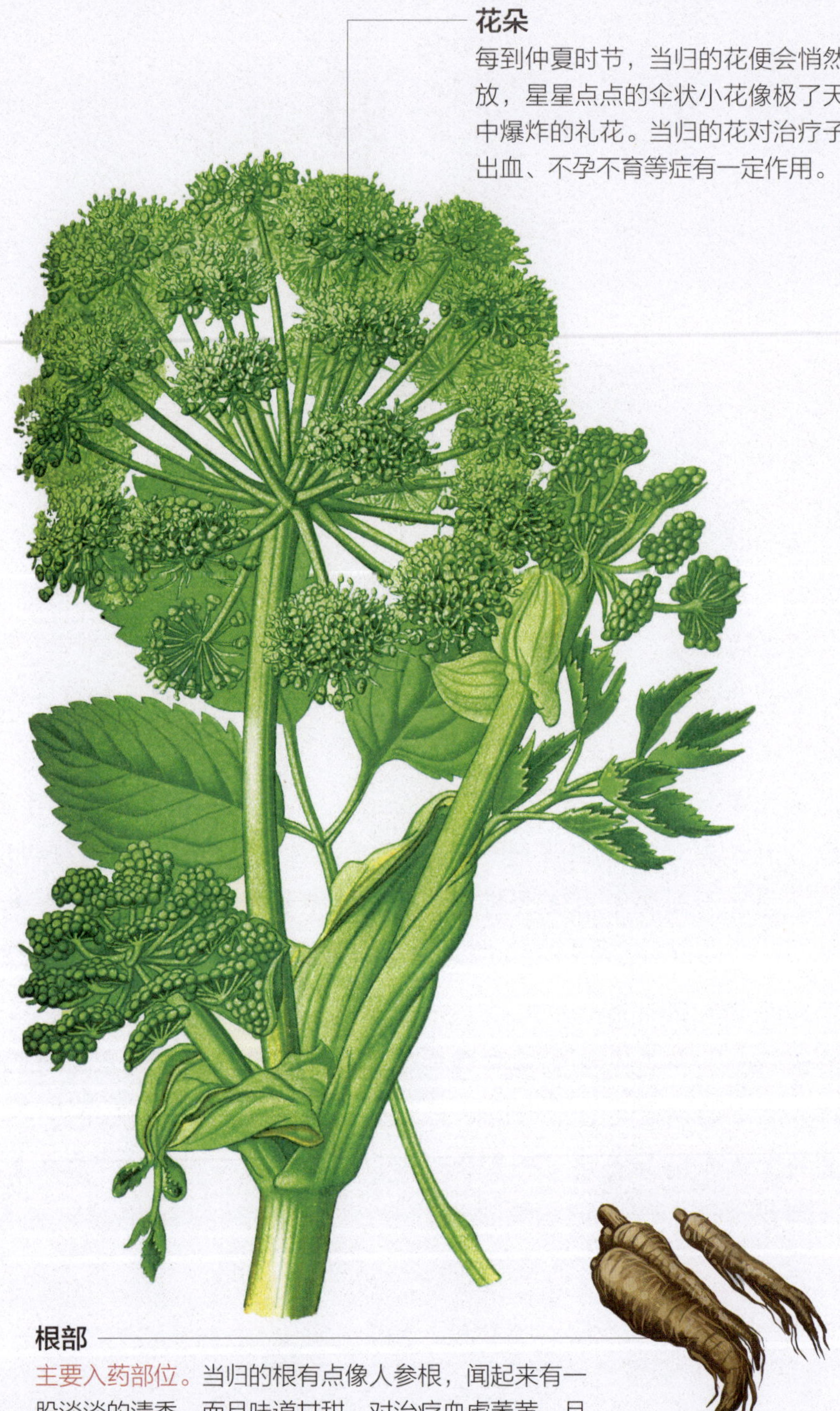

花朵

每到仲夏时节，当归的花便会悄然绽放，星星点点的伞状小花像极了天空中爆炸的礼花。当归的花对治疗子宫出血、不孕不育等症有一定作用。

根部

主要入药部位。当归的根有点像人参根，闻起来有一股淡淡的清香，而且味道甘甜，对治疗血虚萎黄、月经不调、经闭痛经、血虚、血滞等症有一定作用。

xiāng rú
香薷

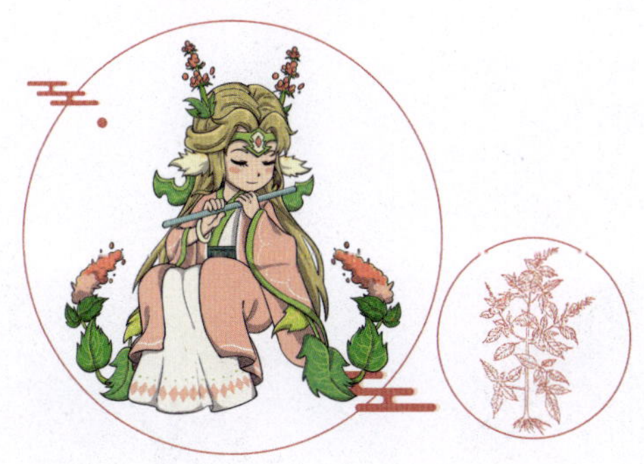

古代的大夫在治疗夏季中暑时，一般会将香薷作为首选药材。香薷不仅能祛热风，还可以治疗霍乱导致的腹痛、吐泻等症。

香薷是一味非常美丽的草药，它的由来与一位善良又勇敢的姑娘有关。在很久以前，南太武山麓住着一个樵夫，他为人忠厚老实，娶了一个妻子名叫香茹。香茹长得不仅漂亮端正，性格也温和善良。小两口相亲相爱，生活过得十分和睦。有一天，一个贪得无厌的财主见香茹长相美貌，就想强夺为妾，于是便勾结县太爷捏造了一个罪状，将樵夫发配到一座孤岛上。香茹思夫悲痛万分，每天跑到山巅，遥望着丈夫孤岛的方向痛哭。不久后，财主又来逼亲，香茹宁死不从，直奔山巅，纵身跳下，鲜血染遍了石壁。

第二年，在香茹血洒之处的石壁缝隙中，长出了绽放着无数粉色花朵的野草，这种野草芳香扑鼻，叶子嚼之甘味润喉。因为这种野草只在香茹鲜血飞溅的石壁缝隙中生长，后人就将这种野草命名为“太武香茹”，以此来纪念这位姑娘。再后来，明代医药学家李时珍在《本草纲目》中将“香茹”改为了“香薷”，一直沿用至今。

产地分布：主产地为江西、安徽、河南等地。

采集加工：夏季或秋季采挖。在茎叶茂盛、果实成熟时采割整棵植株，先去除残根，再晒干切段。可生用。

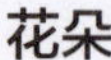

花朵

香薷一般每年秋季开花，花朵毛茸茸的，如同一把小刷子，有一股清淡的气味，深受蜜蜂的喜爱，因此又叫“蜜蜂草”。

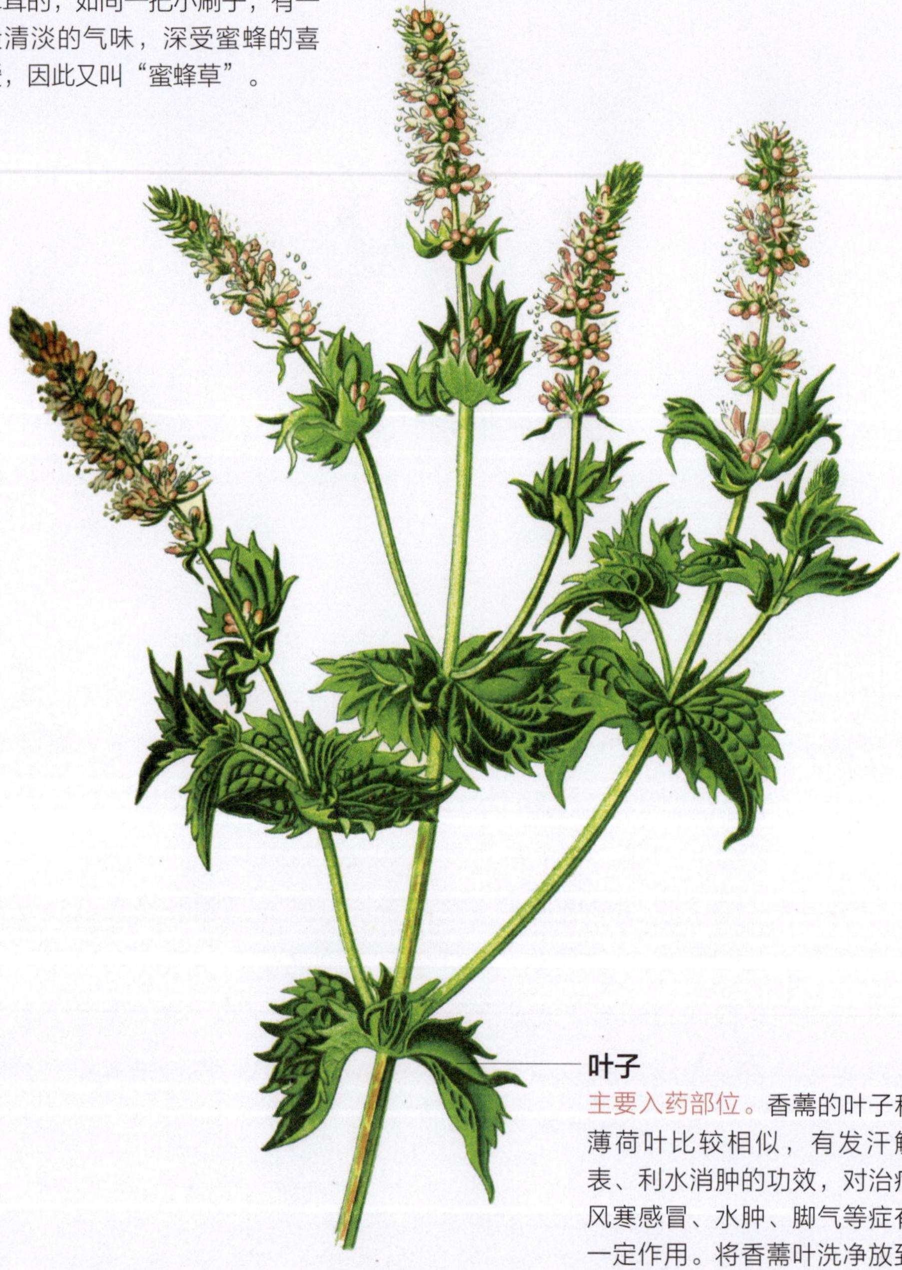

叶子

主要入药部位。香薷的叶子和薄荷叶比较相似，有发汗解表、利水消肿的功效，对治疗风寒感冒、水肿、脚气等症有一定作用。将香薷叶洗净放到嘴里咀嚼，能清除口臭。

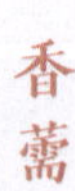

zé xiè

泽泻

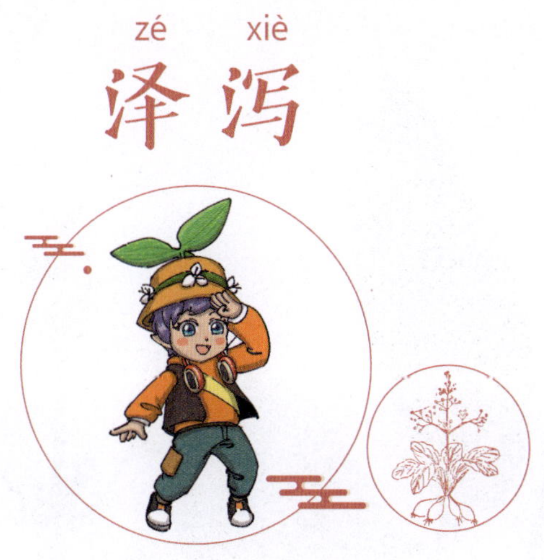

在我国湖泊、沼泽地区，生长着一味能利小便、清湿热的草药，它就是泽泻。泽泻不仅具有药用价值，还有较高的观赏价值。

关于泽泻的由来，据说与唐代药王孙思邈有关。相传有一天，孙思邈游医来到了一个湖水密布的地区，看到这里的很多百姓都患有水肿之疾。当地的大夫多用茯苓、白术等昂贵药材治疗，但效果一般，且断药后会立即复发。

看到这种情况，孙思邈认为必须找到一种特效的药材，才能解决根本问题。于是他开始研究当地盛产的药材。在数十天的收集过程中，他发现这里盛产一种善利水渗湿的水生植物。然后他尝试采挖了这种植物的一些根煎水给病人喝，其中病情较轻者服用后效果很好，而对病情严重者，孙思邈尝试先用少量茯苓、白术等一起煎服，待症状减轻后，再用这种植物的根调服。这种方法不仅令患者的水肿很快就消失了，而且费用也不昂贵。后来，大家都非常感谢孙思邈的救命之恩，请他为这种植物取一个名，孙思邈说：“去水曰泻，如泽水之泻也，就依其功用而取名‘泽泻’吧。”之后，这个名称便流传开来。

产地分布：主产地为黑龙江、吉林、辽宁、内蒙古、河北、山西等地。

采集加工：冬季采挖。在茎叶开始枯萎时挖出根，先去除茎叶、须根和泥沙，再洗净后干燥，然后切片晒干。可麸炒用或盐水炒用。

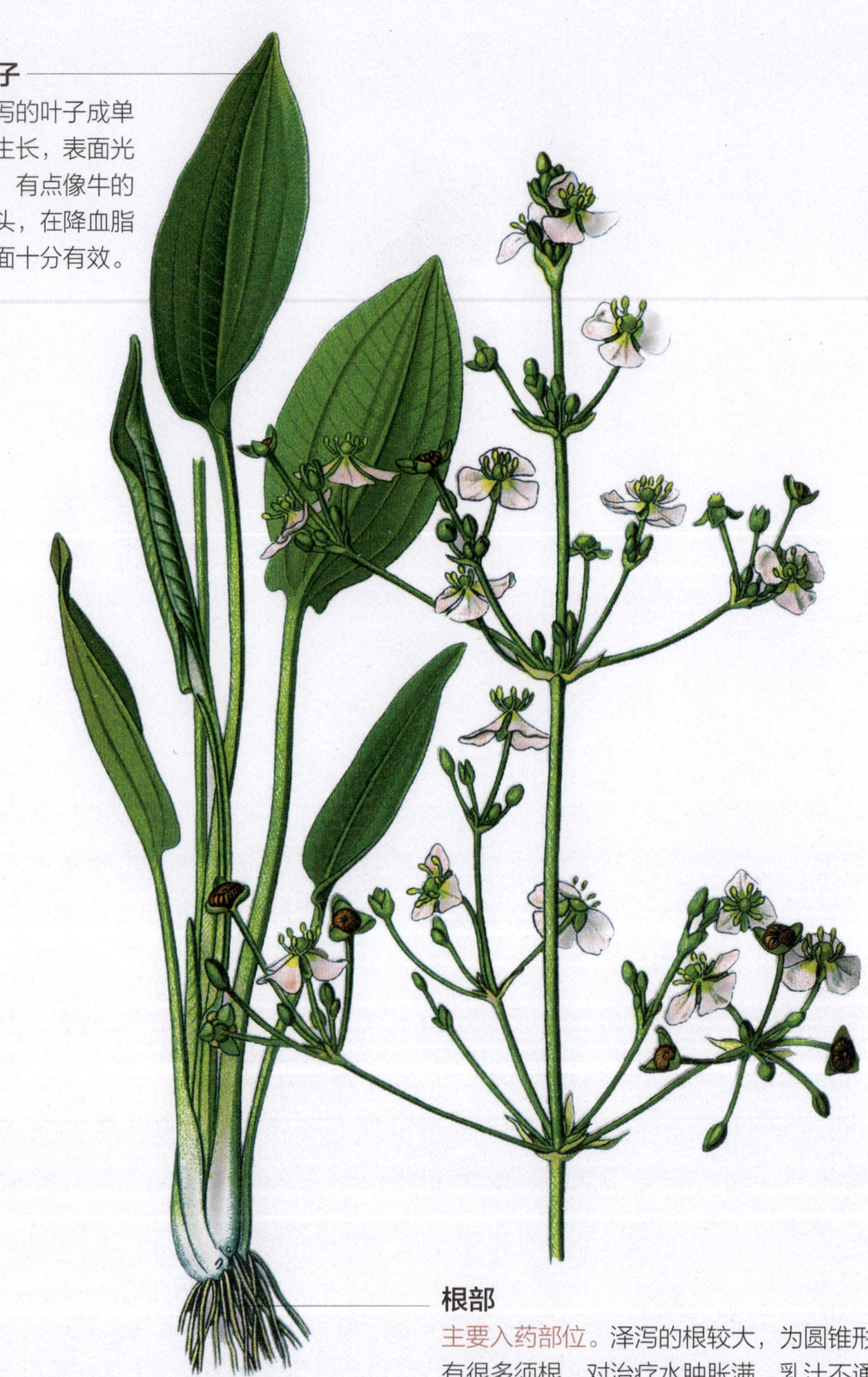
叶子
泽泻的叶子成单叶生长，表面光滑，有点像牛的舌头，在降血脂方面十分有效。
根部
主要入药部位。泽泻的根较大，为圆锥形，有很多须根，对治疗水肿胀满、乳汁不通、小便不利、头晕目眩等症有一定作用。

ài yè

艾叶

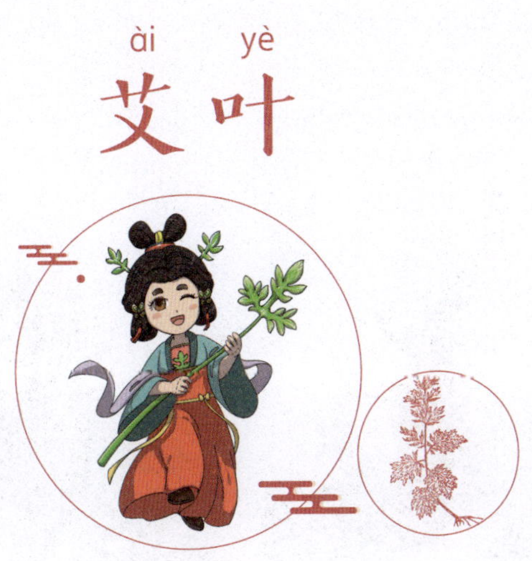

每当端午节来临时，人们通常会在大门的两侧悬挂艾叶，这是因为艾叶散发着浓烈的香气，可以驱赶蚊虫。干枯的艾叶泡水后，还可以用来熏蒸或者洗澡，有祛湿、散寒的功效。

艾叶作为家家户户离不开的存在，传说它的由来和唐代药王孙思邈有关。孙思邈自幼好学，从小就跟随父亲走街串巷给人看病，还经常到山上采集草药。一天，孙思邈和自己的好朋友一起到山上玩耍，其中有个朋友一不小心摔了一跤，把脚崴了，脚一下子肿得很厉害，动弹不得，疼痛难忍，忍不住发出“哎、哎”的哭声。孙思邈急中生智，突然想起之前和父亲见过一味能治疗疼痛的草药。于是他快速辨别身边的小草，很快就找到了这味草药，然后将叶子摘下放到嘴里嚼烂后，涂在朋友的疼痛处。过了一会儿，朋友的疼痛果然减轻了，而且肿的部位也逐渐消散。其他朋友感觉非常神奇，于是问孙思邈这是什么药，孙思邈想了想说：“这个草药我也不知道叫什么名字，不过既然他哭的时候总是发出‘哎、哎’的声音，就把这味草药称为‘艾叶’吧。”从此，艾叶这个药名一直沿用至今。

产地分布： 主产地为东北、华北、华东、西南地区，以及陕西和甘肃等地。

采集加工： 夏季采摘。趁花朵未开时采摘叶子，然后晒干或阴干。可生用、捣绒用或炒炭用。

叶子

主要入药部位。艾叶的背面长着短绒毛，柔软而厚实，像一片片裂开的羽毛。艾叶摘下来可以制成艾绒，进而制成艾条，有散寒止痛止血、疏通经络、调节气血的功效。

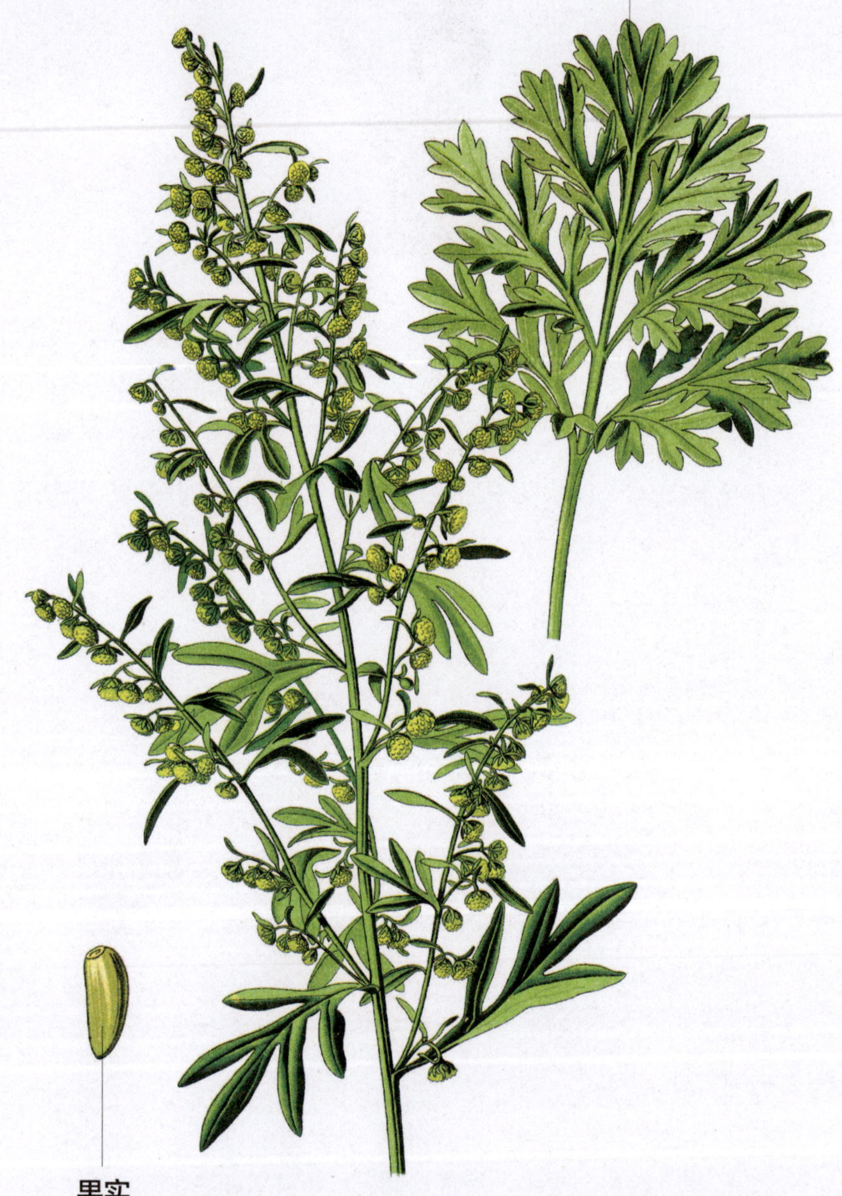

果实

艾叶的果实有点像瓜子，对提高视力有一定帮助。收集艾叶果实时，一般都是连枝带叶采摘下来的，经过晾晒后，再进行碾压或捶打收集。

chì sháo
赤芍

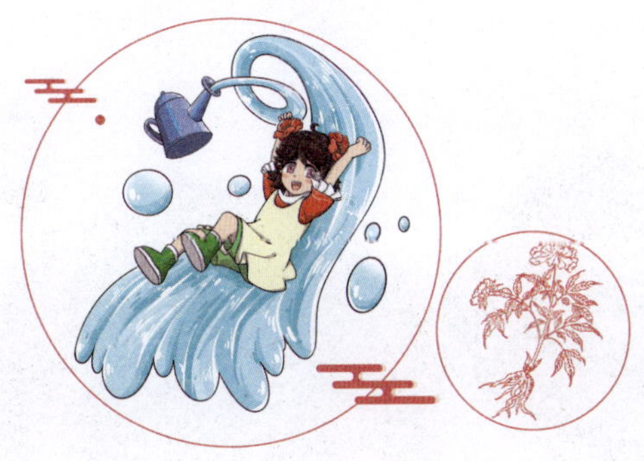

我们常见的芍药多以观赏为主，但它也有很高的医药价值。根据花与根的颜色不同，芍药分为白芍和赤芍，白芍为人工种植，而赤芍为野生，且二者有不同的药用功效。

关于芍药，有一个和唐明皇有关的故事。据说有一位老人十分擅长芍药的移植，因此被召入宫中种植芍药。唐明皇下令须使牡丹开过芍药继之，可偏偏这一年到了开花季节，也不见芍药蓓蕾萌发，老人非常着急。善良的芍药仙子不忍见老人如此忧愁，于是经过深思熟虑，在次日清晨忽然开放，每一枝头开放两朵，姿态各异。众人正在赞叹不已时，唐明皇突然又嗔怪起来，说是花妖作怪，打算降罪这位老人。芍药仙子深感不平，但为救老人，只能尽力改变唐明皇的念头。有一夜，唐明皇与杨贵妃醉卧华清宫。芍药仙子便连夜赴骊山开放。次日清晨唐明皇与贵妃宿酒初醒，更是惊异不止，便携手并肩同赏芍药。唐明皇还说："不只是萱草能使人忘忧，芍药的花香色艳更能醒酒。"

上有所好，下必甚之。因为唐明皇的这一句话，用芍药花香来醒酒的风尚便风靡一时，深受社会各阶层的追捧。

产地分布：主产地为四川、贵州、湖南、江西、浙江、安徽等地。

采集加工：春季或秋季采挖。将根挖出后，去除茎叶、须根和泥沙，然后切厚片干燥。可生用。

花朵

赤芍的花朵花型硕大，香气浓郁，富丽堂皇，对治疗月经不调、经闭、白带等症有一定作用。

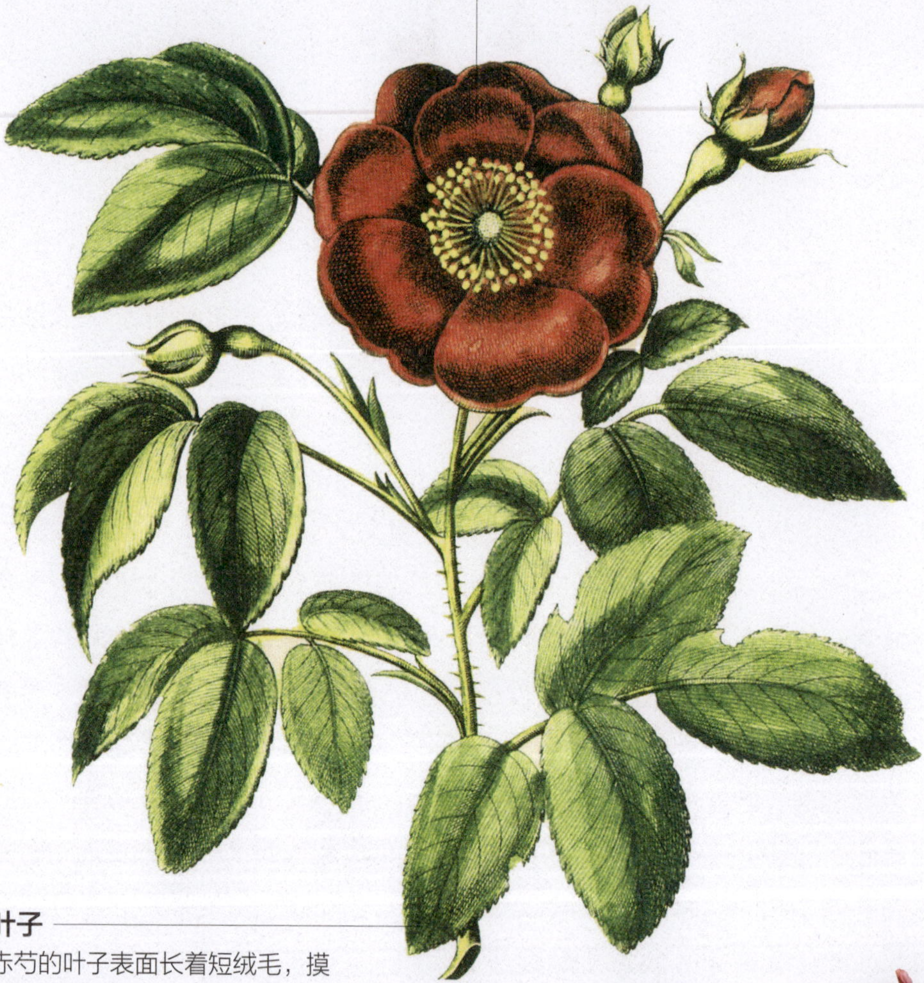

叶子

赤芍的叶子表面长着短绒毛，摸起来有点粗糙，边缘有小锯齿，对治疗邪气腹痛、血痹疼痛、瘀血堵塞等症有一定疗效。

根部

主要入药部位。赤芍的根比较细长，表面粗糙。赤芍的根可以消除局部瘀血，改善痛经、闭经的症状，同时对跌打损伤有一定的缓解作用。

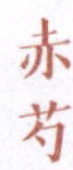

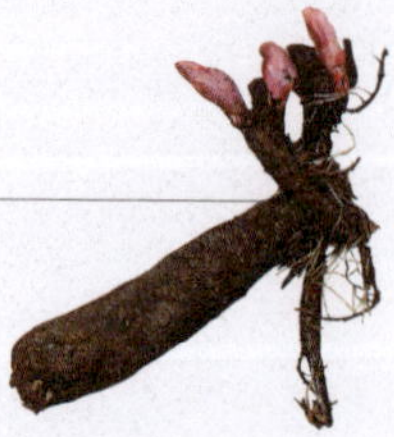

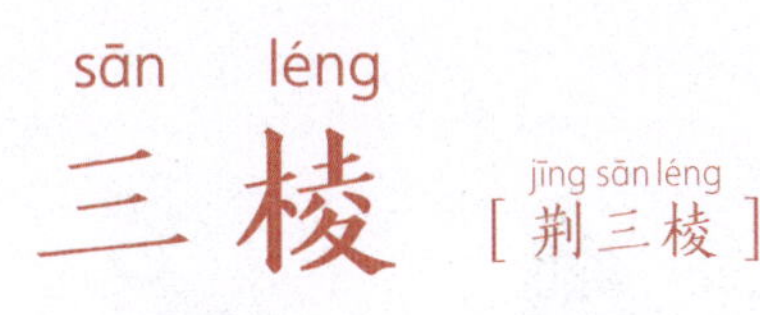

sān léng 三棱 [jīng sān léng 荆三棱]

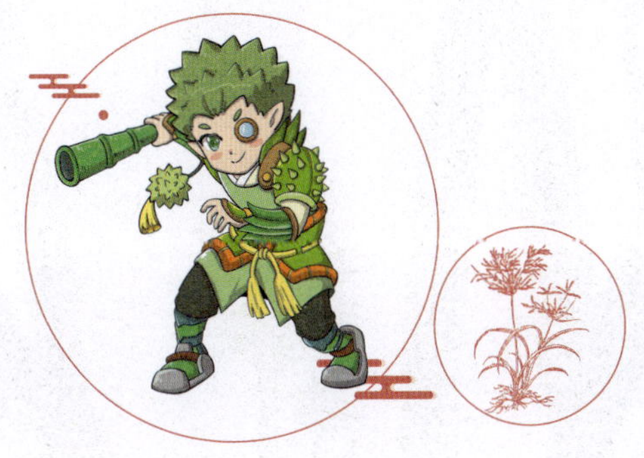

三棱又称“荆三棱”，是一味很强的软坚散结（消除肿块）药。

那么三棱的神奇功效是如何被发现的呢？传说有一位工匠，因为肚子里长了一个瘤，所以偶尔会十分疼痛，但他没有接受治疗，以至于瘤愈长愈大，危及生命。他在临终前交代家人，在他死后一定要替他将这个瘤取出来再下葬。不久后，这位工匠去世了，于是家人按照他的遗愿请人为他开腹取瘤。果然在肚子里发现了一个比拳头还大的硬块，质地坚硬，就像石头一样，表面还有一层层纹理，非常奇异。家人惊讶之余，决定将它做成刀柄，并加上刀片制作成一把刀，然后保存下来。

几年后的一天，工匠的儿子准备上山工作，心血来潮带着这把刀一起上山除草。他砍呀砍，当砍到一株三棱的根时，根皮擦过刀柄，坚硬的刀柄被刮出一道深深的沟痕。他觉得很奇怪，但还是继续工作，没多久刀柄逐渐软化，又过了一会儿，整个刀柄竟化成一摊水。工匠的儿子这才明白了，原来三棱有消融肿瘤的功效。

从此，人们一传十、十传百，大家都知道了三棱是消除肿块的良药。

产地分布：主产地为东北地区，以及河北、山西、内蒙古、新疆、江苏等地。

采集加工：秋季采挖。将根挖出后，先去除茎、须根及泥土，再洗净或削去外皮晒干切片。可生用或醋炙用。

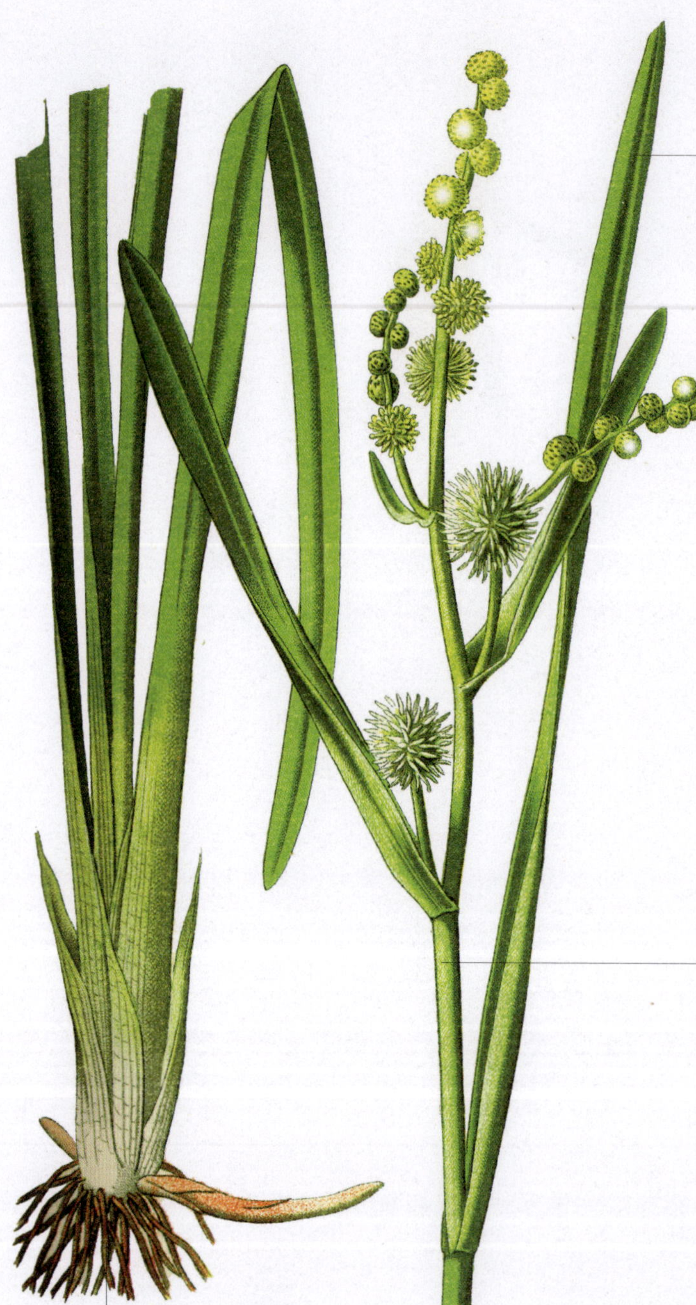

叶子

三棱的叶子很长，差不多与茎等长，有通月经、堕胎、止痛、利气的功效。

茎部

三棱只有一根细细长长的茎，茎上有个三个面和三个棱，故得名“三棱”。

根部

主要入药部位。三棱的根较短，地下横向生长，对治疗血滞经闭、痛经、跌打瘀肿、腹中包块、食积腹痛，以及产后瘀阻腹痛等症有一定疗效。

yì mǔ cǎo 益母草 [chōng wèi 茺蔚]

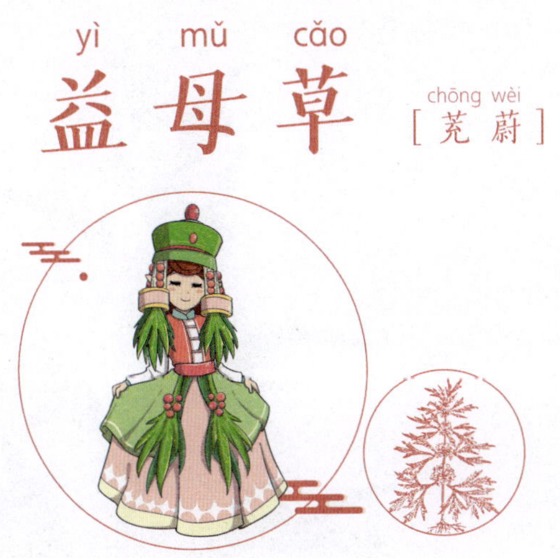

很多女性月经不调的时候，中医大夫都会给她开一味中药——益母草。益母草又叫“茺蔚”，具有活血调经、清肝明目的功效，而且用它制成的膏药还有美容的作用，是一种令女性受益匪浅的神奇植物。

这种神奇的植物是如何被人发现的呢？据说，益母草的由来和一个报恩的故事有关。传说，在豫西的一个小村庄中，有一名叫茺蔚的小孩子，他的母亲在生他时得了“月子病”，久治不愈。小茺蔚懂事之后，就开始外出为母亲问病求药。

一天晚上，他借宿在一个寺庙内，庙内的老僧了解他救母心切的愿望后，便送了他四句诗：“草茎方方似黄麻，花生节间节生花。三棱黑子叶似艾，能医母疾效可夸。”小茺蔚在仔细品味了老僧赠送的诗后，就顺着河岸寻找，终于在一处河滩附近找到了这种神奇的植物。于是他高兴地采摘了一把这种植物回家，煎药后给母亲服用，不久他母亲的病竟然痊愈了。

由于这种草药是小茺蔚为医治母亲的病而找到的，于是人们就给它取名“益母草”，其种子被称为“茺蔚子”。

产地分布：全国各地均有分布。

采集加工：夏季采割。在茎叶茂盛、花未开或初开时采割整棵植株，先去除杂质，然后洗净切段，最后干燥。可生用或熬膏用。

叶子

主要入药部位。益母草幼苗时，叶子毛茸茸的，类似圆形；长大之后，叶子就开始分裂，变得细长，有点像艾叶。益母草的叶子对治疗荨麻疹有效，也可作汤洗浴。

茎部

主要入药部位。益母草的茎为四方形，对治疗月经不调、痛经经闭、恶露不尽、水肿尿少、疮疡肿毒等症有效。

种子

主要入药部位。益母草成熟之后，它的种子被叫作“茺蔚子”。茺蔚子为三棱形，有活血调经、清肝明目、降血压的功效。

má huáng

麻黄

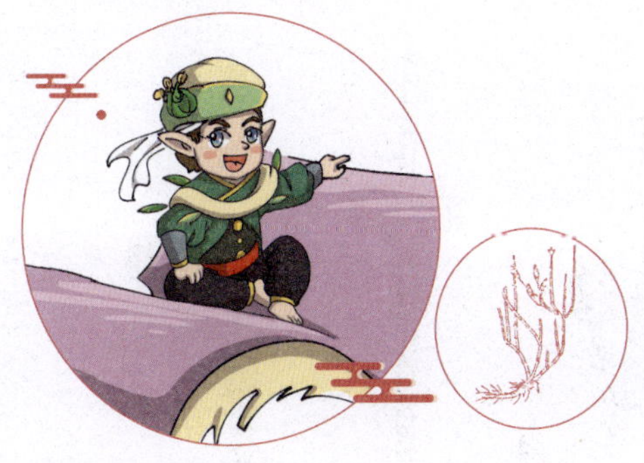

麻黄耐干旱，不喜欢湿润，经常生长在沙地、河滩、干草原等地，是一味很常见的中草药。麻黄的茎具有让人发汗的功效。

麻黄是一种非常容易给人“惹麻烦”的草。相传很久以前，有一个卖药的老人，因为无儿无女，便收了一个徒弟来传授自己的医术。不久，这个徒弟刚学了一点皮毛，便开始骄傲自满，想另立门户，不仅求学之心不再那么迫切，对老人的态度也越来越不尊重。老人三番五次地劝说也无济于事，只能失望地对徒弟说：“你可以另立门户，但有一味草药，叫‘无叶草’，你千万不能随便卖给别人吃。”可是徒弟却把老人的叮嘱全当成了耳边风。没过几天，他就因为滥用无叶草的茎，治死了一个病人，被判坐牢三年。

徒弟出狱后，找到了老人认错，并表示愿意痛改前非。老人见徒弟有了转变，于是又把他留下。从此，徒弟再用无叶草时就十分小心，因为这种草药给他招过麻烦，于是就把无叶草叫作“麻烦草”。

再后来，因为这种草药的根是黄色的，人们便叫它“麻黄”了。

产地分布：主产地为山西、河北、内蒙古、甘肃等地。

采集加工：秋季采割。将绿色的茎采割后，先晒干，再去除木质茎、残根及杂质，然后切段。可生用、蜜炙用或捣绒用。

茎

主要入药部位。麻黄的茎分为下部和上部，下部的茎很短，常常匍匐在地上；上部的茎上面有细细浅浅的纵纹。麻黄的茎对治疗风寒感冒、胸闷喘咳、水肿疼痛等症有一定的功效。

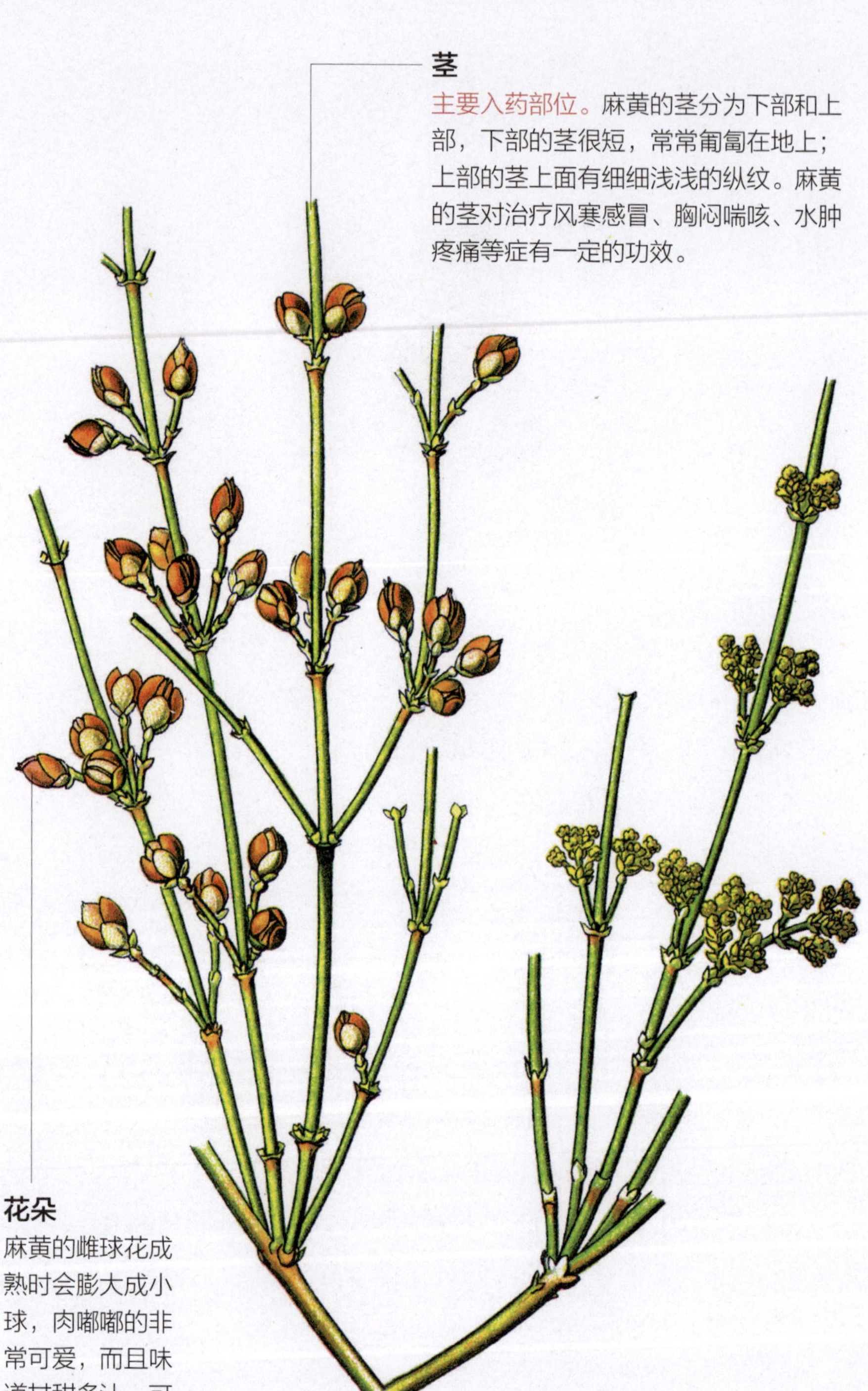

花朵

麻黄的雌球花成熟时会膨大成小球，肉嘟嘟的非常可爱，而且味道甘甜多汁，可以食用。

dēng xīn cǎo
灯心草

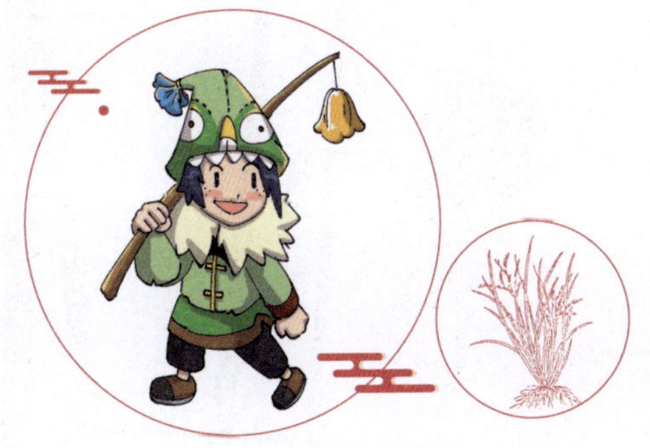

在古代，人们常将灯心草的茎髓作为油灯的引火绳使用，这是因为其茎髓绵柔细长，具有很好的吸油能力，用来点灯，灯光又明又亮。灯心草的茎髓还可以入药，具有清心降火、利尿通淋的功效。

关于灯心草的名字，有一个有趣的故事。据说很久以前，在广东省信宜市的灯芯塘有一个陈氏妇女，她为人正直善良，父亲是当地有名的医生，陈氏自幼跟随父亲学了不少医学知识。附近谁家有人生病了，她都有求必应，并且药到病除。有一次，邻居家的小孩突然双目紧闭，心跳微弱，不省人事。家人赶紧请来陈氏为小孩治病。陈氏看诊完后，叫人倒了一盆热水，将采来的一味新鲜草药搓碎后帮小孩擦身，又从这种草药的茎中抽出几条白色的细长条放在油里蘸了蘸，然后在火里烧红，最后贴到小孩身上烫，不一会儿这些烫红的地方就结了痂。第二天，小孩的病竟然奇迹般好起来，孩子的家人万般感谢。再后来，同村有一个孩童捡到了弃落的白色细长条，拿回家试着点燃了一下，竟然灯光明亮。又因为它是在灯芯塘被发现的，于是这种草药被称为“灯心草”。

产地分布：主产地为江苏、四川、云南、浙江、福建、贵州等地。

采集加工：夏末至秋季采割。将整棵植株采割后，先晒干取出茎髓，再将茎髓剪成小段晒干。可生用或炙用。

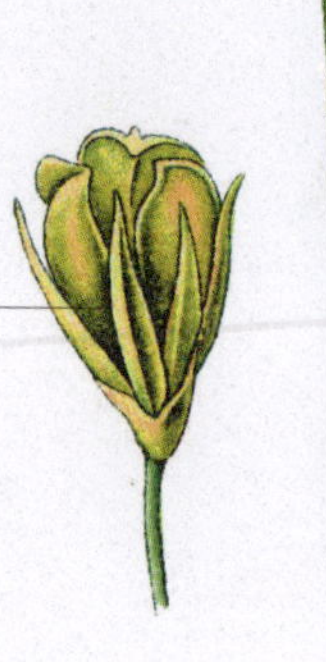

花朵

灯心草一般夏季开花，花朵在茎的顶端处，十分小巧可爱。

茎部

主要入药部位。灯心草的茎较细，为圆筒形，质地柔软坚韧，里面生长着茎髓，细长柔软，可以用来编席，非常柔软耐用。灯心草的茎髓对治疗尿少涩痛、心烦失眠、口舌生疮等症有一定作用。

根部

灯心草的根长着很多须根，具有降心火、止血通气、散肿止渴的功效。

鼠曲草 shǔ qǔ cǎo

[清明菜 qīng míng cài]

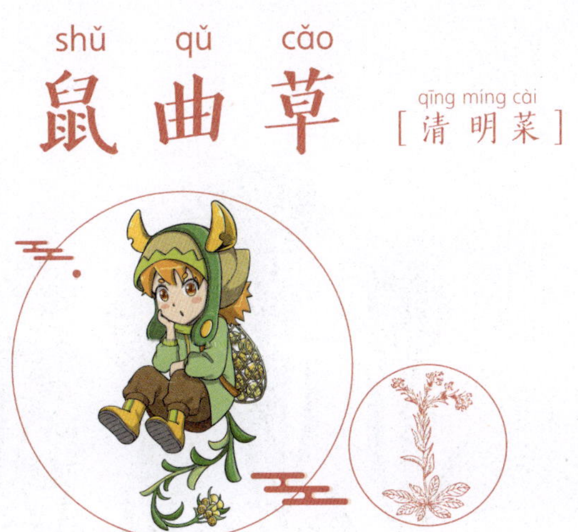

有一种植物，其叶片的形状像老鼠的耳朵，因此被称为“鼠曲草”。鼠曲草主要生长在平原及山冈多年耕种的土地上。立春过后，田野里便到处可见鼠曲草。清明节前后是鼠曲草生长最为茂盛的时候，所以鼠曲草也叫“清明菜”。鼠曲草有很高的药用价值，具有清热利湿、解毒排脓、活血去瘀的功效。

鼠曲草是一种非常有意思的植物，关于其名称的由来还有一个小故事。据说在南宋末年，元军入侵潮汕，百姓流离失所，饥寒交迫，只能吃野菜充饥。一次，有人在无意之中发现了一种野草食用无毒，不仅能充饥解饿，还有清热解毒的功效，便争相大量采摘来食用。

后来，因为这种野草的叶片形状很像老鼠的耳朵，而且它的花呈黄色如米曲，大家便叫它“鼠曲草”。再后来，人们逐渐学会了将鼠曲草放入大米之中，一起研磨成浆，进而搓成粿，出现了鼠曲清明粿。清明时节，南方很多地方都会取鼠曲汁，加蜂蜜和米粉做成饼，成为一种清明节的祭品。

产地分布：全国各地均有分布。

采集加工：春季采摘。在开花时采收根茎，去除杂质，然后晒干。可生用。

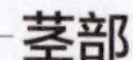

茎部

主要入药部位。鼠曲草的茎部直立，上面有一层短绒毛，对治疗咳嗽、痰喘、风湿痹痛等症有一定的疗效。

叶子

主要入药部位。鼠曲草叶子的正面比较光滑，背面有一层短绒毛，边缘光滑，对治疗感冒咳嗽、高血压、风湿腰腿痛等症有一定作用。

根部

鼠曲草的根横向生长，有一股陈腐气味，对治疗风湿性关节炎、恶寒发热等症有一定帮助。

chē qián cǎo
车前草

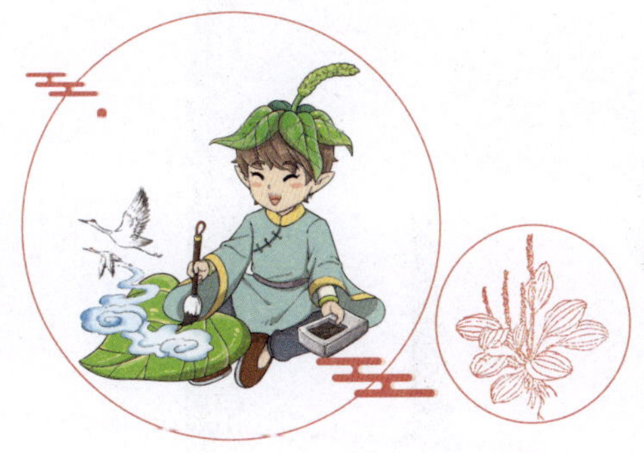

我国岭南地区气候炎热潮湿，对于当地人来说，有一味清热祛湿的中草药必不可少，那就是车前草。车前草爱生长在马路旁及牛马足迹中，故此得名。这么一种不起眼的小草，却是临床上一味实打实的好药，具有清热利尿、凉血、解毒的功效。

关于车前草的药用功效，有一个有趣的历史故事。相传在北宋年间，大文学家欧阳修患了腹泻，寻遍名医也不见好转。有一天，他听说城中来了一位非常有名的郎中，医术十分高超，便派仆人前去找郎中给自己拿点药。郎中在询问了欧阳修的病情后，开了一服药让仆人带回。欧阳修服药后的次日，腹泻竟然停止了，果真是药到病除。

欧阳修大喜，随即命仆人请来郎中，以上宾之礼相待，并恭敬地问："先生是用何妙方治愈老夫顽疾的呀？"郎中答道："只用车前草的种子研末，用米汤送服而已。此药利水道而不动气，大人因湿盛引起的水泄，用车前子引导水湿从小便排出，进而达到止泻的目的，这就是'分利'止泻法。"欧阳修听罢，大赞此草药的神奇。之后，车前草也被越来越多的人所熟知了。

产地分布：全国各地均有分布，但以北方居多。

采集加工：夏季或秋季采收。在种子成熟时采收果实，然后晒干后搓出种子，去除杂质。可生用或盐水炙用。

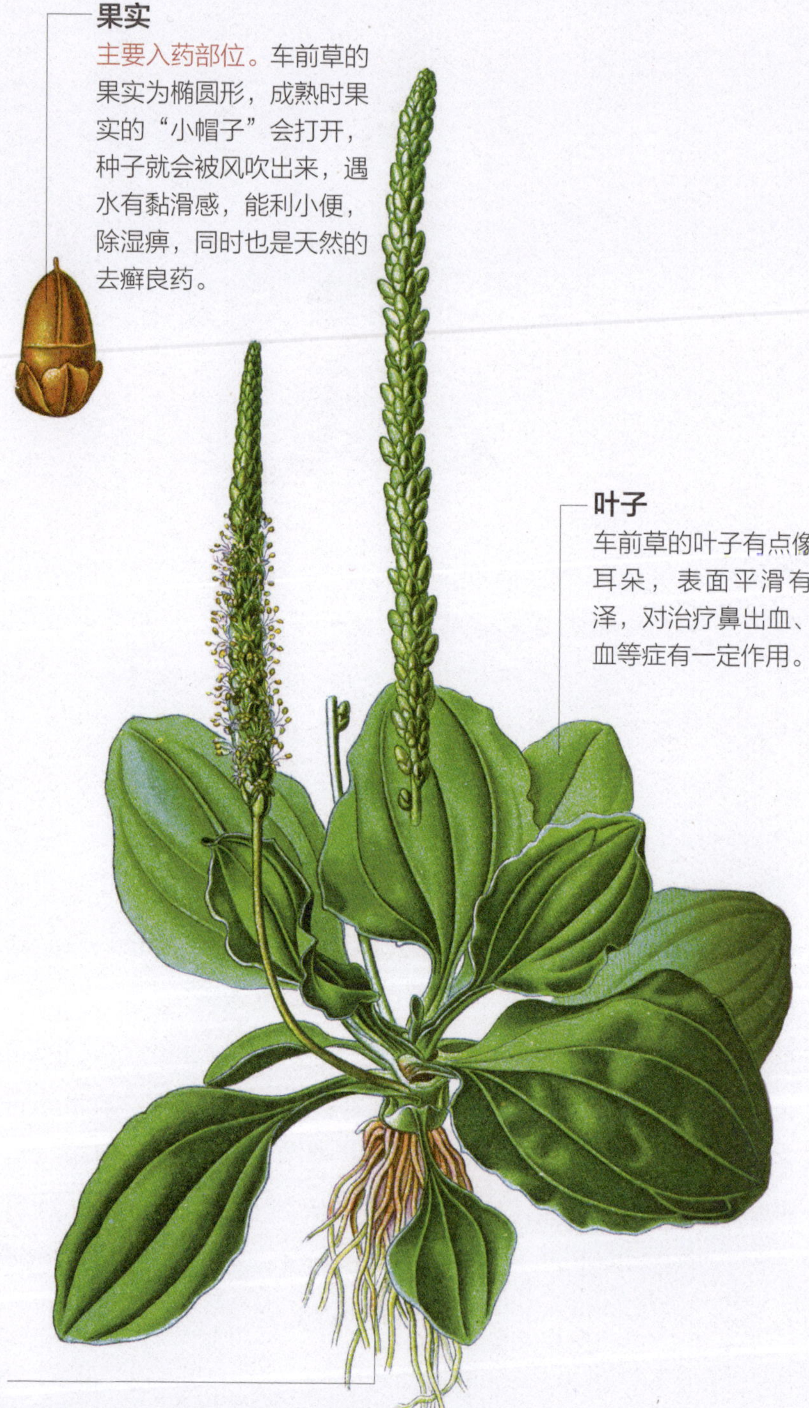

果实

主要入药部位。车前草的果实为椭圆形，成熟时果实的“小帽子”会打开，种子就会被风吹出来，遇水有黏滑感，能利小便，除湿痹，同时也是天然的去癣良药。

叶子

车前草的叶子有点像猪耳朵，表面平滑有光泽，对治疗鼻出血、瘀血等症有一定作用。

根部

车前草的根较小，长着很多须根，因此能深入土壤中吸收水分和营养，具有清热解毒、利尿祛湿的功效。

shí chāng pú

石菖蒲

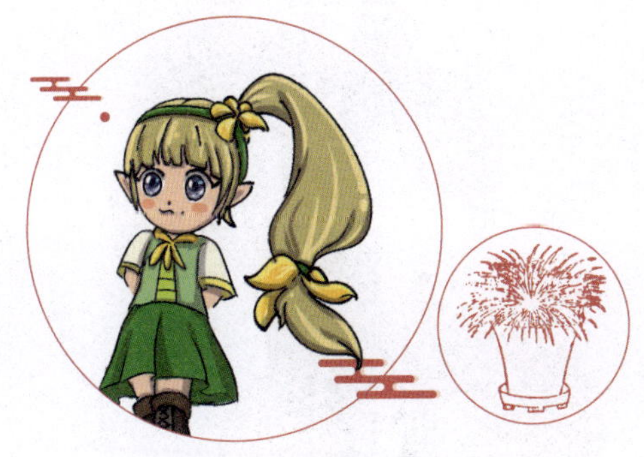

石菖蒲生于溪边石上，细叶修长，有幽谷兰草的秀逸风致，深受古代文人的喜爱。同时它也是一味常见的中草药，对治疗神昏癫痫、健忘失眠、耳鸣耳聋等症有一定的疗效。

石菖蒲的由来与一个神奇的故事有关。据说秦朝时，广州的白云山上住着一个青年人叫郑安期。郑安期幼年曾跟随父亲行医，学得一点医药知识。有一年，白云山一带发生瘟疫。郑安期翻尽医书，试用各种药物，都没有成效，心急如焚。这时他的母亲突然想起一件事，说："早年听你父亲说过，医治这种流行病，最好用一味叫石菖蒲的草药，但这种草药长在高山的悬崖峭壁上呀！"第二天，郑安期便出门寻找草药去了。功夫不负有心人，他找了一整天，终于发现悬崖下长着一棵石菖蒲。郑安期高兴极了，他攀着藤蔓，小心翼翼地去采摘草药。不幸的是，藤蔓突然折断，正在这一危急时刻，崖下升起一朵白云，顷刻间变成一只仙鹤，把郑安期稳稳托着，平安落地。郑安期回到家后，立刻将采摘的草药根熬成汤，让患瘟疫的病人喝下，果然连喝几天后，这些病人都痊愈了。

从此，石菖蒲受到了越来越多人的喜爱。

产地分布：主产地为四川、浙江、江苏等地。

采集加工：秋季或冬季采挖。将根挖出后，先去除茎叶、须根及泥沙，再晒干。可生用。

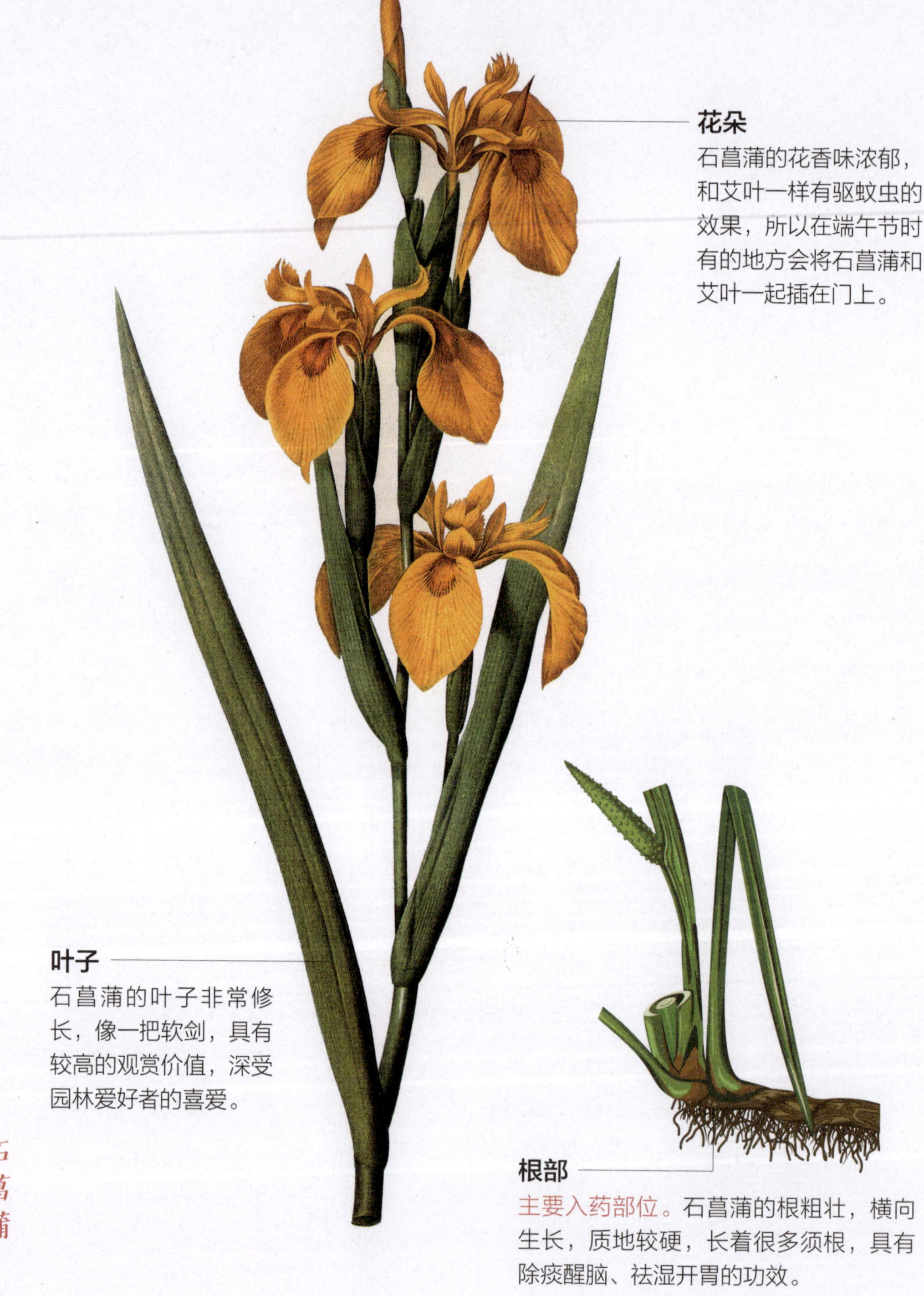

花朵

石菖蒲的花香味浓郁，和艾叶一样有驱蚊虫的效果，所以在端午节时有的地方会将石菖蒲和艾叶一起插在门上。

叶子

石菖蒲的叶子非常修长，像一把软剑，具有较高的观赏价值，深受园林爱好者的喜爱。

根部

主要入药部位。石菖蒲的根粗壮，横向生长，质地较硬，长着很多须根，具有除痰醒脑、祛湿开胃的功效。

lián qiáo

连翘

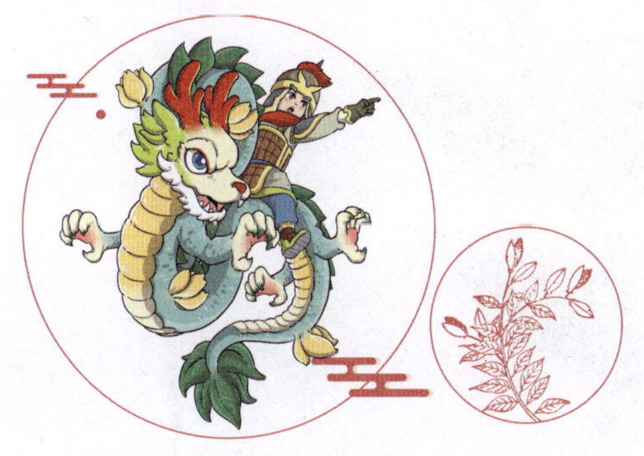

连翘通常生长在小山丘的灌木丛里或树林的边缘，开花非常早，当它细长的枝条上开满黄色的花朵时，人们就知道春天来了。连翘是一味常见的中药材，不同时间采收可以得到不同的药材，具有清热解毒、消肿散结的功效，对治疗风热感冒有一定的疗效。

说起连翘，就不得不说连翘这种植物名字的由来。相传上古时期，有一天，“华夏中医始祖”岐伯和他的孙女连翘在山上采药。岐伯因为尝了一味药物，不幸中毒，头昏脑涨，双目直视，不省人事。连翘看到爷爷中毒，十分着急，情急之下顺手摘了一些身边绿叶植物的果实，取出里面的种子后塞进了爷爷的嘴里。没想到过了一会儿，岐伯竟然慢慢苏醒过来，两个时辰之后，他的面色就完全恢复了。

过了几天，岐伯彻底恢复了健康，便开始研究这种救过他命的植物。经过多次实验，他发现这种植物具有非常好的清热解毒效果，于是以孙女“连翘”的名字给这种神奇的植物命名，并记入中药名录。从此以后，连翘就作为一味中药造福世代百姓了。

（本故事情节请勿模仿）

产地分布：主产地为河北、山西、陕西、甘肃、山东、江苏、安徽、河南等地。

采集加工：秋季采收。果实初熟尚带绿色时采收，去除杂质后蒸熟晒干取种子，俗称“青翘”；果实熟透时采收，晒干去除杂质取种子，俗称“老翘”或“黄翘”。青翘采得后即蒸熟晒干，筛取籽实作“连翘心”用。可生用。

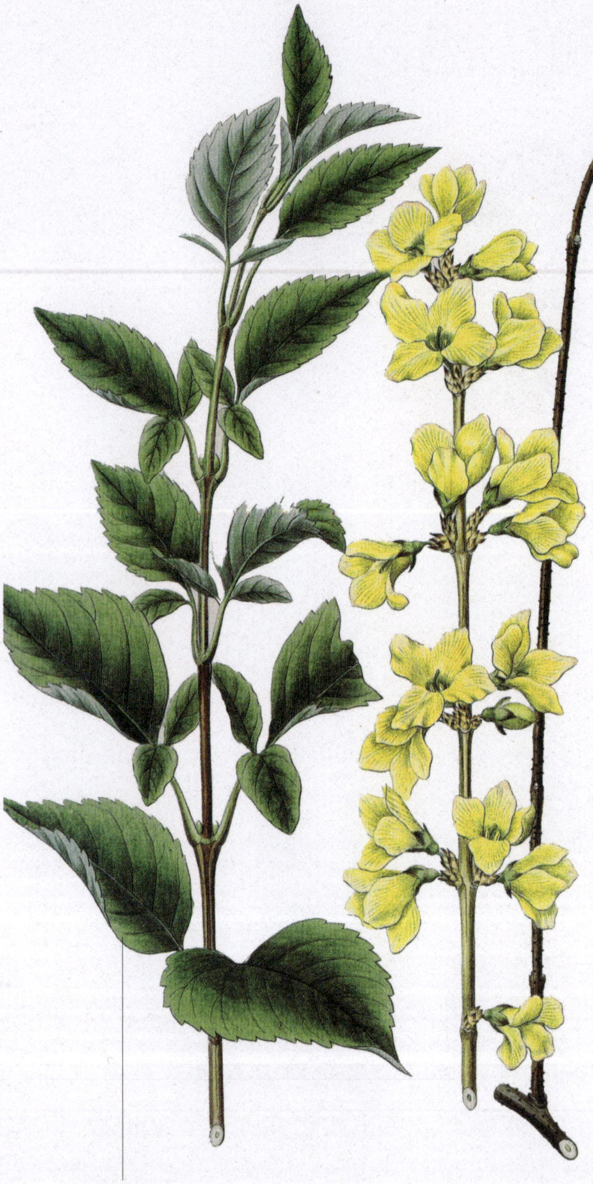

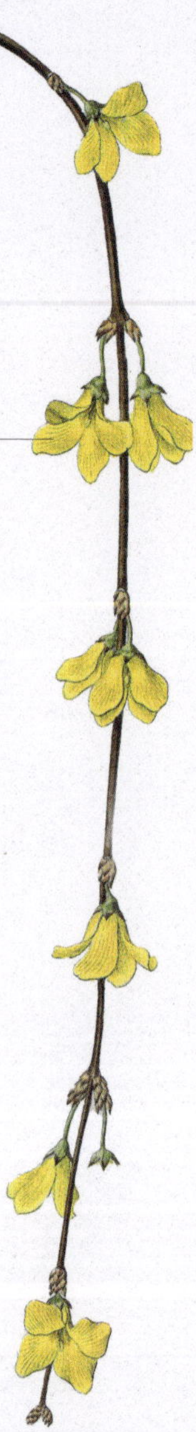

花朵

连翘有四片细长的花瓣，像一口倒垂开裂的钟。连翘花可以直接泡水煮沸饮用，有消肿止痛、清热解毒的功效，同时还有一定的淡斑养颜作用。

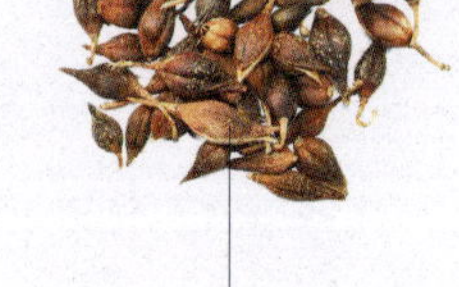

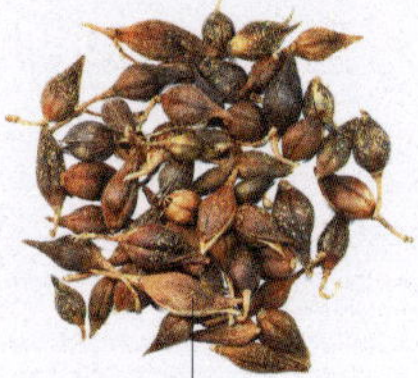

果实

主要入药部位。连翘的果实成熟后会开裂，恰似小鸟翘起尾巴，有疏散风热、清热利尿、消肿散结的功效。

叶子

连翘一般先开花后长叶，叶子较硬，边缘长满了整齐的小锯齿，具有清热解毒的功效。

连翘和迎春花都是黄色的小花，但仔细观察就会发现，连翘花是四片细长的花瓣，而迎春花是六片圆圆的花瓣，需要注意区分。

qiān niú zǐ
牵牛子

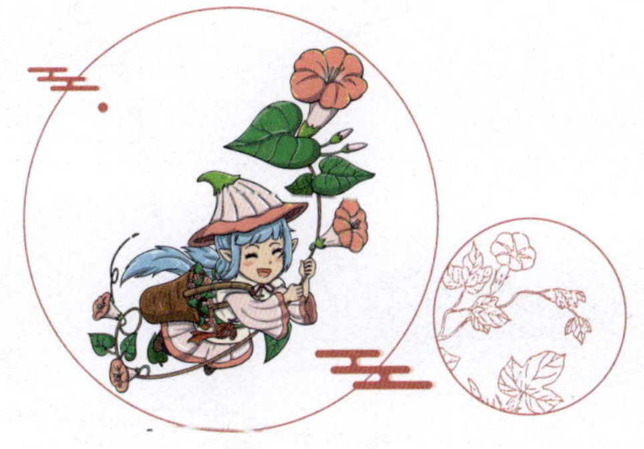

牵牛子是牵牛花的种子，而牵牛花是一种十分常见的蔓草植物，常作藤蔓绕篱墙。牵牛子看似稀松平常，却是一味常见的中药材，具有泻水通便、消痰涤饮、杀虫攻积的功效。

关于牵牛子的由来，据说与一个牵牛娃有关。从前，在黑丑山下住着一对夫妻。有一天，丈夫突然满身水肿，腹部肿胀，竟然卧床不起。妻子四处求医，也没能治好丈夫的病。直到一个牵牛娃从这家门前经过，见到病人的症状后说："我去采些草药来试试吧！"说完，牵牛娃便上山采了一些瓜瓣形的黑色种子，然后拿给病人的妻子说："你用这些种子给你丈夫熬药喝，看看是否有效。"于是，妻子每天用种子熬药给丈夫喝，喝了不到一个月，丈夫满身的水肿消退，腹胀也消失了。又过了几天，丈夫竟然能下田地耕作了。

后来，丈夫找到牵牛娃表示感谢，并问："你给我采的那种种子叫什么名字？"牵牛娃摇摇头说："我也不知道。"突然牵牛娃灵机一动，又说："要不这种花就叫'牵牛花'，种子就叫'牵牛子'吧。"两人一拍即合。此后，牵牛子的名字就这样流传下来了。

产地分布：全国各地均有分布。

采集加工：秋季采收。在果实成熟未开裂时将藤蔓割下，然后晒干，将自然脱落的种子收集起来。用时捣碎，可生用或炒用。

花朵

牵牛花一般夏季开花，且一天不同时段会呈现不同的状态。盛开的牵牛花像一只只小喇叭，看起来非常可爱。

果实

主要入药部位。牵牛花的果实形状为球状，每个果实里大概有四五枚种子，即牵牛子，种子像橘瓣，浸水后滑腻腻的，且成熟后很容易裂开，要及时采收。牵牛子有去水肿、利尿祛痰、杀虫、缓解腹胀便秘的功效。

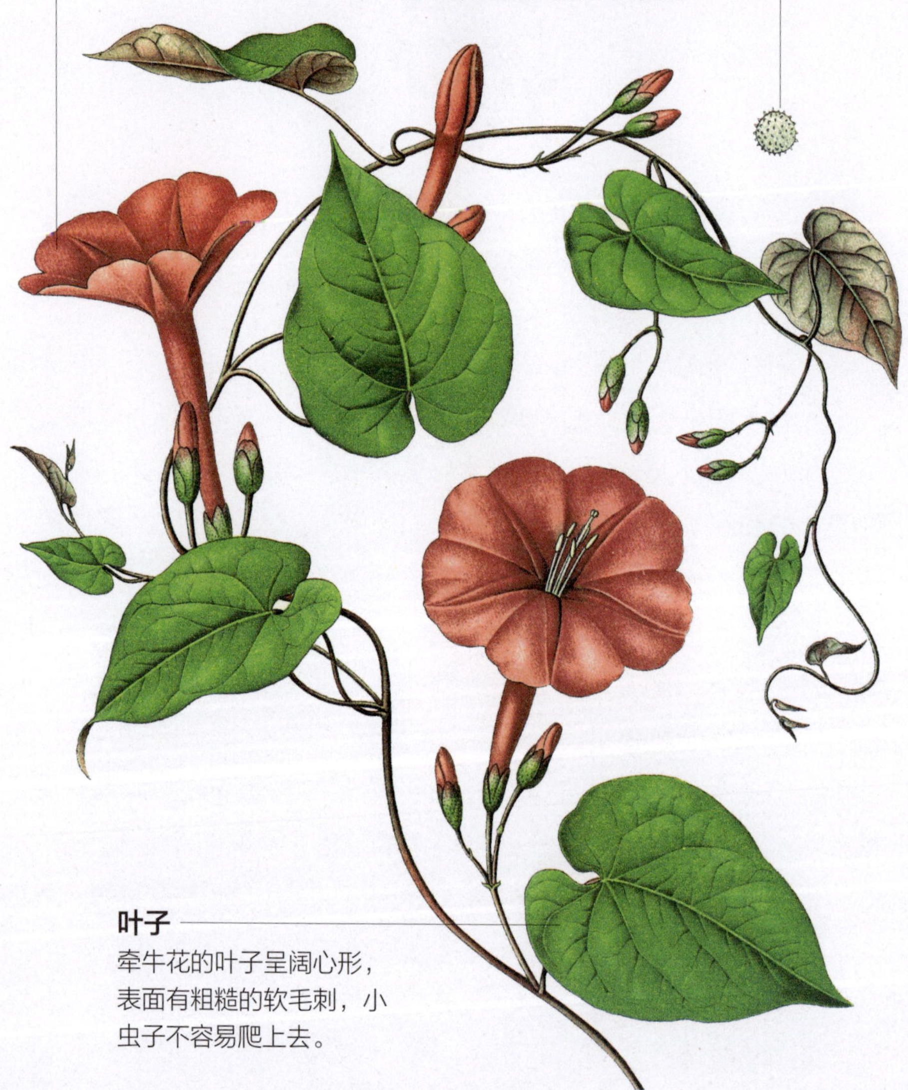

叶子

牵牛花的叶子呈阔心形，表面有粗糙的软毛刺，小虫子不容易爬上去。

wū tóu
乌头 [cǎo wū 草乌]

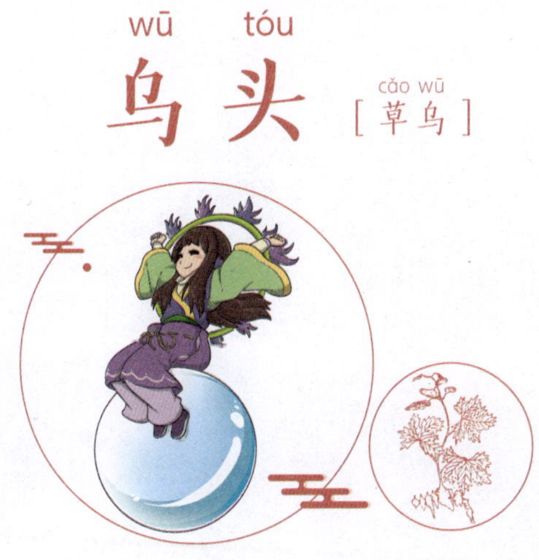

在我国北方，长着一种看起来非常美丽，却有剧毒的植物，它就是乌头。古人常用乌头取汁，制成毒药，用来射杀禽兽。虽然乌头有剧毒，但是只要炮制得法、用量适宜，它也是一味不可多得的中药材。

乌头毒性如此大，那么它是如何被发现有药用价值的呢？相传有一天，药神雷公拿着一块生乌头回家，路过好友的豆腐店，于是他顺手将生乌头放在豆缸旁，便与好友聊起天来。等雷公回到家中后，这才想起自己放在豆缸旁的那块生乌头，担心乌头有毒被人误食，于是急忙派人到豆腐店四处寻找那块生乌头，但是并没有找到。原来生乌头掉入锅中混在豆腐里了，而且后来有人吃了豆腐，但并没有中毒。雷公非常好奇，便将与豆腐同煮过的乌头，切片晒干，给几位患风湿痹痛的病人试用了一下，果然乌头的毒性大减，并且疗效很好。

之后，雷公认真总结自己通过实践获得的经验，专门撰编了毒性中药的加工炮制专论——《雷公炮炙论》，这也是我国第一部药物炮制专著。从此，乌头的药用价值便被大家所知晓了。

产地分布：主产地为四川、陕西、湖北、湖南、云南等地。

采集加工：秋季采挖。在茎叶枯萎时挖出根，先去除茎叶及泥土，再晒干或烘干切片。可生用。

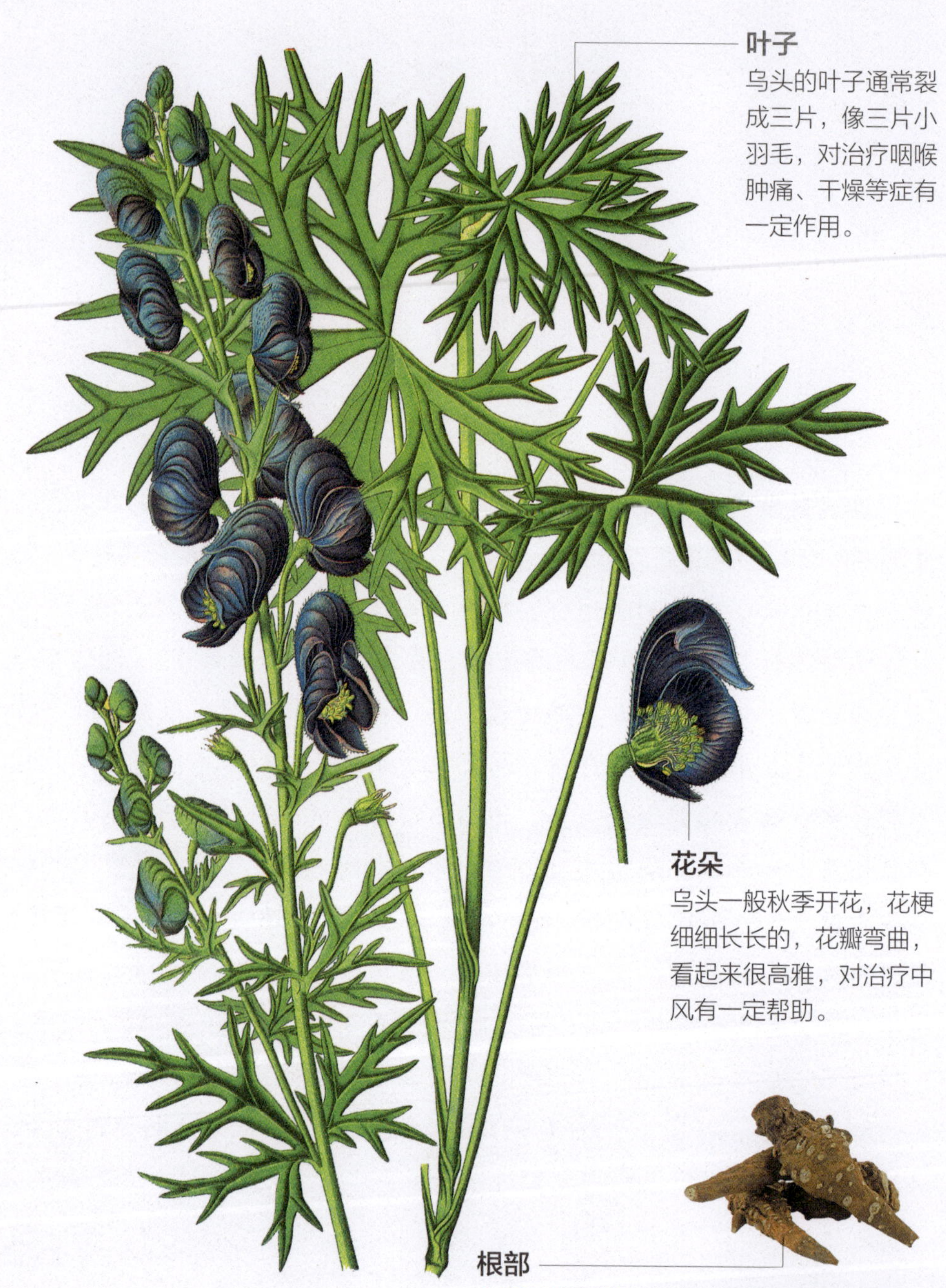

叶子

乌头的叶子通常裂成三片，像三片小羽毛，对治疗咽喉肿痛、干燥等症有一定作用。

花朵

乌头一般秋季开花，花梗细细长长的，花瓣弯曲，看起来很高雅，对治疗中风有一定帮助。

根部

主要入药部位。乌头的根像尖尖的胡萝卜，常常两块连在一起生长，且长有须根。乌头根有祛风除湿、温经止痛的功效，对风寒湿痹、关节疼痛等症有一定的缓解作用。

乌头

⚠ 乌头虽然是一味药材，但有剧毒，千万不可以随意触碰。

bò he
薄荷

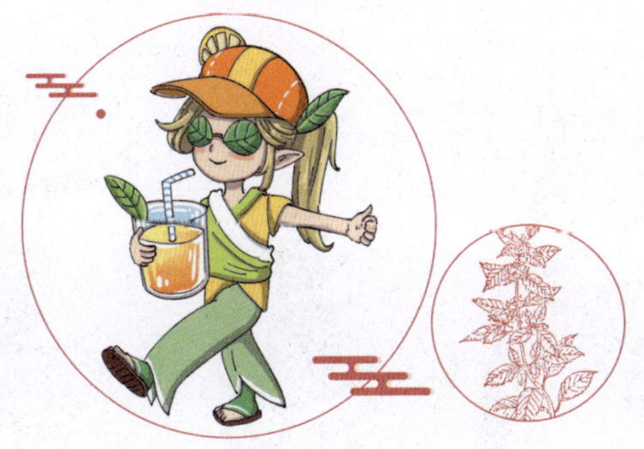

薄荷是人们生活中十分常见的一种药食两用植物。在药用上，它是辛凉性发汗解热的药，对治疗流行性感冒、头疼、目赤、牙床肿痛等症有一定作用，对皮肤病也有一定的疗效，还有助于睡眠。在食用上，薄荷常被制作成各种食物，比如薄荷糕、薄荷糖、薄荷牛肉等。

薄荷具有强烈的提神醒脑功能，传说它来源于一个希腊神话。冥王哈迪斯爱上了美丽的精灵曼茜，每天对她朝思暮想。冥王的妻子佩瑟芬妮发现这一情况后，恼羞成怒，发誓一定要惩罚曼茜。有一天，佩瑟芬妮骗曼茜来到王宫，假装闲谈之时，突然使用法术，将曼茜变成了一种叶子长而头圆的绿色小草，并命人把小草种植在路边，任人踩踏。可是内心坚强善良的曼茜被变成小草后，身上却拥有了迷人的芬芳，而且越被踩踏，气味就越浓烈。她虽然变成了小草，却受到更多人的喜爱。后来，人们把这种草叫 “薄荷”。据说，爱神会在秋天的傍晚，安排有缘人在薄荷旁相逢，所以很多未婚的男女常常在家门口种上一些薄荷，期待爱情的到来。

产地分布： 主产地为浙江、江西、云南等地。

采集加工： 夏季或秋季采摘。当茎叶茂盛或花开至三轮时，在晴天分次采割叶子，然后晒干或阴干。可生用。

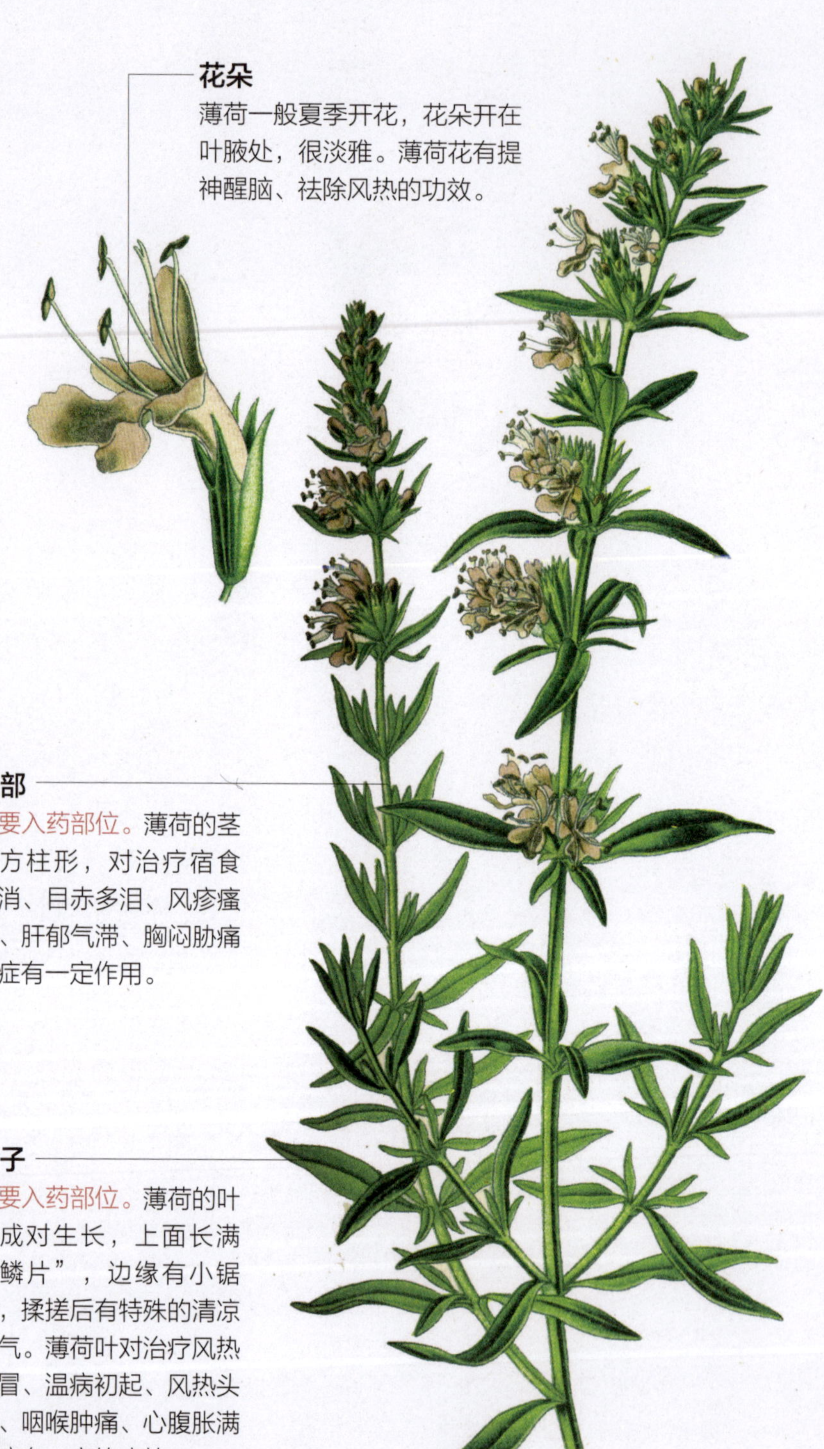

花朵

薄荷一般夏季开花，花朵开在叶腋处，很淡雅。薄荷花有提神醒脑、祛除风热的功效。

茎部

主要入药部位。薄荷的茎为方柱形，对治疗宿食不消、目赤多泪、风疹瘙痒、肝郁气滞、胸闷胁痛等症有一定作用。

叶子

主要入药部位。薄荷的叶子成对生长，上面长满“鳞片”，边缘有小锯齿，揉搓后有特殊的清凉香气。薄荷叶对治疗风热感冒、温病初起、风热头痛、咽喉肿痛、心腹胀满等症有一定的疗效。